La receta para el Amor

La receta para el Amor

7 DÍAS PARA MEJORAR TU CONEXIÓN, INTIMIDAD Y PLACER

DR. JOHN GOTTMAN
DRA. JULIE GOTTMAN

DIANA

Obra editada en colaboración con Editorial Planeta – España

Título original: *The love prescription: seven days to more intimacy, connection, and joy*
PENGUIN BOOKS. Un sello editorial de Penguin Random House LLC, penguinrandomhouse.com

© 2022, Dr. John Gottman y Dra. Julie Schwartz Gottman

Diseño de interior, Daniel Lagin
© de la traducción, Aina Girbau Canet, 2023
Maquetación: Realización Planeta
© 2023, Editorial Planeta, S. A. – Barcelona, España

Derechos reservados

© 2024, Editorial Planeta Mexicana, S.A. de C.V.
Bajo el sello editorial DIANA M.R.
Avenida Presidente Masarik núm. 111,
Piso 2, Polanco V Sección, Miguel Hidalgo
C.P. 11560, Ciudad de México
www.planetadelibros.com.mx

Primera edición impresa en España: octubre de 2023
ISBN: 978-84-1119-102-9

Primera edición en formato epub: enero de 2024
ISBN: 978-607-39-0885-6

Primera edición impresa en México: enero de 2024
ISBN: 978-607-39-0875-7

Impreso en los talleres de Litográfica Ingramex, S.A. de C.V.
Centeno núm. 162-1, colonia Granjas Esmeralda, Ciudad de México
Impreso en México – *Printed in Mexico*

*Dedicamos este libro a nuestros queridos amigos
y compañeros Alan y Etana Kunovsky, que cofundaron
y construyeron el Gottman Institute con nosotros.
Ha sido una experiencia maravillosa.*

ÍNDICE

INTRODUCCIÓN

PEQUEÑAS DOSIS, A MENUDO

Amor. Es una palabra colosal: difícil de definir y de determinar. Los poetas lo han intentado desde hace siglos. Es como una «rosa roja, roja» (Burns). O es igual que un faro inamovible, que ve las tempestades y no es zarandeado (Shakespeare). Es una cosa esplendorosa (dice una película romántica clásica); es no tener que decir nunca «lo siento» (según otra película). ¿Puede llegar a existir una fórmula para algo tan colosal, tan esencial, tan misterioso e individual? ¿Existe una «receta» para el amor?

La respuesta es «sí».

Y lo más importante que hay que saber de la «receta del amor» es que es pequeña. Pequeñas dosis, a diario, es lo que se necesita para tener una relación sana. ¿Por qué? Porque esto es precisamente lo que es una relación: no algo enorme, sino un millón de detallitos, cada día, durante toda una vida.

Nosotros sabemos de lo que hablamos: durante los últimos cincuenta años hemos analizado el amor con microscopio, empezando con las primeras investigaciones de John sobre las interacciones matrimoniales en la Universidad de Indiana, hasta la actualidad, cuando seguimos trabajando de cerca con parejas en el Gottman Institute. Cuando fundamos el Love Lab en Seattle, en 1990, queríamos saber qué hace que el amor dure, por qué hay parejas que duran toda la vida y otras que se separan, y también queríamos saber si era posible cuantificar todo esto con datos, si utilizando las herramientas científicas y de modelización matemática podíamos predecir si dos personas vivirían felices y para siempre.

Desde entonces examinamos a fondo en el laboratorio todo tipo de parejas (casadas y sin casar, homosexuales y heterosexuales, con hijos y sin hijos, recién casadas y veteranas del matrimonio que llevan décadas casadas) para determinar los factores clave que hacen que una relación sea buena. Observamos todos los aspectos de sus relaciones: el lenguaje corporal, la manera en que se hablan, la manera como discuten, sus historias personales y sus historias de amor; nos fijamos en cómo se les aceleraba el ritmo cardiaco y cómo volvía a bajar y medimos las oleadas de hormonas del estrés que inundaban sus cuerpos. Lo grabamos todo en video y volvimos a ver cada milisegundo de las grabaciones. Cualquier pizca de información que podíamos recabar, la recolectamos. Le quitamos el velo al amor y desgranamos todas las pequeñas partes que determinan qué es exactamente lo que hace que sea consistente. Igual que el colisionador de hadrones fragmenta un átomo, queríamos ver si podíamos aislar las partículas del amor.

¿Y qué descubrimos cuando trajimos el amor al laboratorio?

Pues muchas cosas. Es la obra a la que hemos dedicado nuestras vidas. Y este libro te ofrecerá una pequeña porción de ella. Pero pensamos que, en gran medida, es la porción más importante de todas. En este plan de acción de siete días, de tamaño masticable, te enseñamos nuestros hallazgos más trascendentales, los primeros pasos para crear un amor duradero. Y aquí tienes un adelanto: el amor es una práctica. Más que una sensación, es una acción. Es algo que haces, no algo que simplemente te pasa. Y para mantener una relación sana y próspera, tienes que dar y recibir una dosis diaria.

Lo sorprendente es que no se trata de grandes gestos. El amor no es un ramo de flores por San Valentín ni un viaje espontáneo a París. No es John Cusack con una grabadora poniendo música bajo una ventana, sino que consiste en pequeñas cosas que se hacen a menudo. ¿Oíste alguna vez la expresión «el diablo está en los detalles»? Bueno, pues en las relaciones, el amor está en los detalles. Son cosas fáciles de hacer, pero que se olvidan demasiado a menudo. Todos oímos alguna vez la frase «no te preocupes por minucias». Este puede ser un buen consejo para la vida, pero para el amor es totalmente equivocado. El amor se basa en las minucias. Y ahora llegó el momento de ponerse manos a la obra.

La roca que cambió el rumbo del río

Mark y Annette decidieron separarse. No fue una decisión fácil, llevaban más de una década casados y tenían una hija de ocho años. Pero estaba claro que había algo que no estaba bien, y llevaban mucho tiempo así. La atracción, el interés y la compañía menguaron lentamente. Su matrimonio se convirtió en algo aburrido y estancado. Al terminar el día ya no tenían esas ganas de verse que tuvieron antes; de algún modo, la mayoría de sus interacciones ahora acababan con tensión o críticas, no con ternura. En el mejor de los casos se sentían como socios de trabajo o compañeros de departamento, pero no como amantes o amigos.

Como último recurso, Mark propuso ir a terapia. No lo habían probado antes. Pero Annette pensó «¿por qué no?». No tenían nada que perder.

El terapeuta escuchó su historia. Les preguntó qué creían que estaba mal y por qué querían separarse. Después de unas cuantas sesiones semanales, la razón salió a la luz: «No hay química», «No tenemos relaciones sexuales», «Parece que lo único que hacemos es discutir».

Un día, el terapeuta les dijo: «Tengo tarea para ustedes, para este fin de semana».

Insistió en que quería que hicieran algo fuera de su zona de confort. Por su propia descripción, Mark y Annette eran personas bastante quisquillosas: les gustaba tener la casa impoluta y extremadamente ordenada. Para ellos, la limpieza era una prioridad. Su hija recogía siempre sus juguetes;

en su casa no había nada fuera de su lugar. Así que la tarea que les puso el terapeuta fue la siguiente: «Salgan al jardín y peleen en el lodo».

La pareja se quedó desconcertada: «¿Una qué...?».

«Una pelea en el lodo —insistió el terapeuta—. Saquen la manguera, que se forme un charco de lodo, pónganse ropa vieja y manos a la obra. Tírense lodo el uno al otro, ¡pruébenlo!».

Al llegar a casa, la pareja sacudió la cabeza y suspiró. Qué lástima que al final el terapeuta resultara ser un imbécil. Tendrían que buscar a otro.

Su hija, que lo escuchó todo, tenía otro punto de vista.

«¡Pues yo creo que es una idea brillante!», dijo, metiendo su cuchara.

Ellos volvieron a sacudir la cabeza. ¡Ay, los niños! El fin de semana prosiguió y se sentían (como siempre) desconectados y tensos. Lo hablaron en su cocina reluciente e impecable mientras tomaban café: «¿Dejar la terapia? ¿Volver a partir de cero y encontrar otro terapeuta?». Y su hija volvió a meterse: «¡Hagamos la pelea de lodo! —gruñó—. ¡Vengan, vamos! ¡Por qué no lo probamos!».

No se rendía. Si tienes hijos o si conoces a algún niño, entenderás lo insistentes (y ruidosos) que pueden llegar a ser. Mark y Annette levantaron las manos. «Está bien, está bien —dijeron—. Tú ganas». Se pusieron ropa vieja. Mark encontró una camiseta que compró en un concierto hacía años cuando aún eran solo novios, aunque ahora empezaba a tener canas en el pelo y la camiseta le quedaba un poco ajustada en la cintura; Annette acabó poniéndose una blusa vieja y manchada, muy pasada de moda. Los dos se sentían ridículos, merodeando por el jardín mientras una manguera echaba agua fría en un montón de tierra. Pero su hija los miraba expectante, con emoción. Tampoco podían hacer mucho más. Mark se agachó, tomó un puño de lodo frío, pero luego vaciló. Annette aprovechó ese momento de titubeo para arrojarle un puño de lodo. Le salpicó la mejilla. Ahora, tras la provocación, él le tiró su puñado a ella; ella gritó y tomó más lodo; su hija se preparó con grandes puños y, en un abrir y cerrar de ojos, se había creado una batalla campal. No tardaron en reírse, arrojando lodo de acá para allá, resbalando, patinando y revolcándose por el lodo. Acabaron abrazados, riéndose y besándose. No se habían sentido nunca tan unidos. Ni tan... asquerosos.

Esa pelea de lodo fue un punto de inflexión en su relación. Unos breves momentos que tuvieron un impacto enorme. A partir de ese momento, Mark y Annette decidieron dedicar más tiempo a la diversión y a las aventuras en familia. Su experiencia nos recordó que un río puede cambiar de rumbo porque una sola roca cae en medio de la corriente. Al rodear la roca, el cauce del río sube por la orilla, trazando un nuevo camino a través de la arena, el lodo y las piedras. Los geólogos han descubierto que, con el tiempo, los ríos pueden incluso esculpir nuevos valles de esta forma. Todo por un pequeño cambio.

En el Love Lab (el laboratorio del amor)

Mark y Annette compartieron esta historia y muchas más cuando vinieron al Love Lab a participar en uno de nuestros estudios. Cuando examinamos su relación, resultó evidente que lograron refundar un matrimonio fuerte y lleno de amor. Después de tantos años de investigación intensiva, podemos observar una pareja durante quince minutos y predecir, con una precisión del 90 %, si seguirán juntos o no..., y si será una unión feliz o no.[1] Y pudimos ver que Mark y Annette tenían ahora un vínculo que les duraría mucho tiempo.

Mucho antes de fundar el Gottman Institute, John empezó en el mundo de las matemáticas, fascinado por las maneras en que los números podían predecir verdades importantes para el mundo. Pero mientras estudiaba en el Massachusetts Institute of Technology (MIT), se dio cuenta de que le interesaban más los libros de psicología de su compañero de cuarto que los suyos. Cambió de rumbo. Y luego, después de un par de décadas investigando sobre las relaciones, recuperó ese antiguo amor por las matemáticas. Empezó a interesarse por las matemáticas del amor. Al fin y al cabo, los biólogos matemáticos han podido crear modelos de todo tipo de cosas, desde pandemias hasta la formación de tumores, o por qué los tigres tienen rayas y los leopardos manchas. ¿Por qué no podía hacer lo mismo él con el amor?

Una de las primeras cosas que descubrió John en el Love Lab fue que a menudo nos equivocamos cuando pensamos en lo que hace que el amor dure. Registrando sus teorías y resultados a lo largo de los años, descubrió que un 60 % de sus ideas más tempranas sobre lo que hace que los matrimonios se mantengan unidos o fracasen eran erróneas. Igual que el resto de nosotros, extrajo esas ideas de estereotipos culturales: nuestras novelas preferidas, series de televisión y películas, nuestras propias familias y experiencias. Todos estos elementos tienen la capacidad de engañarnos y a menudo lo consiguen. Por eso necesitamos tanto tener *datos*. El análisis de los datos puede revelar con precisión lo que es verdad y lo que no, o qué ayuda a que las relaciones prosperen. Por suerte, a pesar de los pésimos registros que había al principio, con predicciones precarias, John no se rindió. Junto con su mejor amigo, el doctor Robert Levenson, y su mujer, la doctora Julie Schwartz Gottman, dedicó su trayectoria profesional a recolectar y analizar datos para descubrir verdades. ¿Qué resultados obtuvo? Que sí existe la ciencia del amor. Después de tanto tiempo, el amor ya no es un misterio tan grande.

Estudiamos a más de trescientas parejas en el Love Lab, a algunas de las cuales seguimos durante veinte años, y estudiamos a más de cuarenta mil parejas a punto de empezar terapia. Vimos infinitas horas de grabaciones. Agrupamos millones de datos. Y lo que descubrimos es que hay factores universales que hacen que una relación funcione o se rompa, que predicen si una pareja permanecerá felizmente unida o no.

En primer lugar, en una buena relación de pareja, ambas personas tienen que sentir curiosidad hacia la otra.

Con el tiempo todos crecemos y cambiamos. Las parejas que funcionan lo saben y se toman el tiempo de crear y expandir sus «mapas del amor», el conocimiento del mundo interior de la otra persona. Esto no solo implica formular preguntas, sino también plantear las preguntas adecuadas.

En segundo lugar, la pareja tiene que compartir cariño y admiración. Esto quiere decir, entre otras cosas, ver y apreciar las acciones buenas que hace tu pareja, encontrar y centrarte en aquellas que admiras de ella y expresarlo con palabras o con el lenguaje corporal. Son muchos los que dan por sentado que sus parejas ya saben que ellos las aman y las admiran, pero observamos que no es así. Las palabras afectuosas se tienen que decir en voz alta con mucha más frecuencia de lo que creemos. Esto no es como el chorrito de agua que les echas a tus plantas algunos días, sino como el oxígeno que respiramos constantemente.

Y en tercer lugar, la pareja tiene un magnetismo hacia el interior, y no hacia el exterior, lo cual hace que se atiendan en vez de rechazarse. Esto significa que generan y responden a lo que llamamos *oportunidades de conexión*. Estas oportunidades pueden ir desde pequeños gestos, como utilizar apodos cariñosos, hasta otros grandes, como pedirle a tu pareja que satisfaga tus necesidades más profundas. En las relaciones que prosperan, las personas tienen la destreza suficiente para darse cuenta de cuándo su pareja está generando una oportunidad y, si es necesario, dejan lo que sea que estén haciendo para acudir a la llamada.

Estos son los factores que separan a los «genios» del amor de los desastres. Y, además, los genios entienden que son precisamente las cosas pequeñas que haces (o no haces) a diario las que pueden unir o dividir una relación, porque son justo las que crean la intimidad. No hace falta mucho para darle la vuelta a una relación. Se necesitan una o dos preguntas, pero las adecuadas. Se necesita un «gracias» o un cumplido verdadero y genuino. Se necesita dar una oportunidad a tu pareja para que haga algo por ti. Se necesita un beso de seis segundos. Se necesita... un puño de lodo.

Es posible que en esta lista de factores extrañes algunas cosas obvias. Especialmente, los *conflictos*.

Por supuesto, los conflictos forman parte de cualquier relación estrecha. Pero cuando una relación está a punto de desmoronarse, o simplemente se está enfriando, un gran conflicto es el último punto por el que quieres empezar. Con esto no queremos decir que tengas que ignorar los problemas. Solo decimos que no es el lugar por donde empezar. Sabemos, por nuestra experiencia en el laboratorio, que las mejores relaciones no se basan en parejas que principalmente se dicen el uno al otro lo que va mal. Se basan en parejas que principalmente se dicen el uno al otro lo que va bien. Así que tanto si estás pasando por un periodo complicado como si estás empezando a plantearte qué puntos de fricción te depara el futuro, lo que no harán es quedarse sentados delante de una mesa, trabajando sus habilidades de gestión de conflictos o haciendo un taller con sus grandes problemas. Primero salgan al jardín, hagan un charco de lodo y pásenla bien.

Te prometemos que será muy divertido. A lo largo de la próxima semana puedes cambiar el rumbo de tu relación hacia mejor, y lo puedes hacer con pequeños pasos de acción inmediata. Para los próximos siete días, este será tu lema: «*Pequeñas dosis, a menudo*».

Esta es la base de las relaciones. Nadie aprende esto en la escuela o en la universidad (¡aunque debería entrar en las materias!). No nos queda más remedio que aprender cómo funcionan las relaciones a partir de lo que vemos en nuestros padres, en la televisión o en las películas. Y no siempre ofrecen buenas referencias. Hemos tardado todos estos años en descubrir la fórmula de una buena relación, y en los próximos siete días te ofreceremos nuestros mejores consejos de la forma más sintética y potente posible.

Esto lo puede hacer cualquiera, desde cualquier punto de partida. Julie, en su consultorio, trabajó en sesiones individuales con personas en circunstancias extremadamente complicadas: veteranos de guerra con trastorno de estrés postraumático, adictos a la heroína, supervivientes del cáncer y comunidades en situación de pobreza extrema. Son situaciones difíciles que te rompen el corazón. Pero a ella le encanta. Es un trabajo que refleja la increíble resiliencia del alma humana; personas que emergen de la oscuridad y llegan a la luz. En el Love Lab, Julie vio lo mismo en el seno de las relaciones. Es posible que ya no queden brasas, solo cenizas. Y, sin embargo, soplas un poco y ¡fiu! El fuego vuelve a prender.

CÓMO UTILIZAR
ESTE LIBRO

Cada capítulo que viene a continuación te pedirá que introduzcas en tu día a día un nuevo hábito que fortalezca tu relación. Cada día durante una semana. Siete días, siete nuevos hábitos. Serán fáciles. Serán rápidos. Serán divertidos. No habrá grandes gestos ni conversaciones titánicas y complicadas. No hay requisitos que dicten cuándo ni cómo tienes que hacer estos ejercicios con tu pareja. Se pueden hacer en cualquier momento del día, incluso en los días más ajetreados; se pueden hacer mientras lavas los trastes, mientras manejas. No se tiene que comprar, hacer ni preparar nada. Puedes empezar ya.

Pero antes de hacerlo queremos abordar algunas dudas que quizá te surjan con este libro, sobre cómo utilizarlo y qué esperar.

¿Es demasiado pronto?

Si acabas de conocer a alguien que te interesa, podría ser que te preguntes si es demasiado pronto para plantear una «intervención». No existe el *demasiado pronto* a la hora de introducir estas buenas prácticas en el amor. *Cuanto antes, mejor.* La mayoría de las parejas espera demasiado tiempo antes de buscar ayuda (entre cuatro y seis años en promedio). Cuando vienen a vernos, llevan tanto tiempo en el camino equivocado que se requiere un esfuerzo considerable para ayudarlas a encontrar el camino de salida del bosque. A menudo pensamos: «¡Ojalá hubiéramos podido ayudarlos antes!».

Existe la idea equivocada de que solo se necesita ayuda con la relación si tienes problemas. Pero así no es como nos comportamos la mayoría en otros campos de nuestra vida. En otros ámbitos, desde nuestro cuerpo hasta nuestra trayectoria profesional o incluso con nuestro coche, somos proactivos: intentamos comer bien y hacer ejercicio; llevamos el coche al taller para que lo revisen antes de que se averíe. ¿Por qué no pensamos de la misma forma acerca de nuestras relaciones?

Empezar pronto es una opción inteligente para mantener cualquier relación lo más sana y bien engrasada posible. Si se trata de una relación nueva, es posible que ni siquiera sepas si esa es la persona con la que quieres pasar el resto de tu vida, ¡y no pasa nada! No necesitas saberlo sin lugar a dudas, solo tienes que saber que quieres descubrirlo. Los datos de este libro (seleccionados a partir de las relaciones más fructíferas que hemos estudiado) te ayudarán a empezar con el pie derecho... y luego a seguir por el buen camino.

¿Es demasiado tarde?

Si al acudir a este libro te encuentras en un periodo especialmente inestable en tu matrimonio o en tu relación de pareja, quizá te preguntes si se te pasó la oportunidad de darle la vuelta a la tortilla. Es posible que notes que sus problemas son complicados y están profundamente arraigados. Es probable que te cueste ver la luz al final del túnel.

Pues escucha lo que te tenemos que decir: en todos estos años de investigaciones y práctica en consulta, en contadísimas ocasiones nos hemos encontrado con parejas para las que realmente fuera «demasiado tarde». La mayoría de las parejas espera en promedio seis años de infelicidad antes de buscar ayuda.[1] Tanto si llevas una semana como una década notando que hay problemas, te podemos ayudar. Lo único que realmente marca el fin de una relación es que las dos personas se hayan dado por vencidas. Y si tienes este libro en tus manos, podríamos apostar a que este no es tu caso.

Te dijimos que podemos pronosticar con una precisión del 90 % si una pareja seguirá unida o no, y si será feliz o no, pero no es una verdad escrita en piedra. En realidad no podemos ver el futuro. Simplemente hacemos nuestra mejor suposición basándonos en los patrones que observamos. Cuando la gente cambia esos patrones insanos por patrones sanos, puede predecir su futuro.

Es posible que pienses que las parejas que son más infelices al principio de una intervención son las que se beneficiarán menos de ella, que no serán capaces de reenganchar el ritmo. Pero no es verdad. Nuestras investigaciones (y las de otros científicos del mismo campo) demuestran que las parejas que están pasando por un mayor problema son las que salen ganando más. Todo el mundo puede salir ganando. Y si estás en una situación complicada, tienes muchos puntos para obtener cambios positivos.

En resumen: *no es demasiado tarde para fortalecer tu relación.*

¿Y si a mi pareja no le entusiasma hacer esto conmigo?

Lo ideal sería que hicieran esta lectura juntos. ¡Pero en la vida real las cosas no siempre son ideales! Si el libro lo estás leyendo principalmente tú, comparte con tu pareja los datos más interesantes de cada capítulo. Si le dices algo así: «¿Sabías que las parejas que se abrazan en la cama son las que mantienen más relaciones sexuales?», seguro que captarás su atención.

Coméntale que los ejercicios son fáciles. La mayoría se puede hacer en pocos minutos. Y son divertidos. Dile a tu pareja que está dirigido a aumentar la pasión, la conexión y el buen sexo, y a aportar un poco más de desenfado y amor en el hogar. A todos nos ayudaría, independientemente de lo genial que sea ya nuestra relación.

¿Realmente puedo cambiar mi relación solo en una semana?

Cuando teníamos el Love Lab, triunfamos trabajando con parejas y personalizando un ejército de intervenciones para que las probaran. Pero nos planteamos: ¿y si las parejas no pudieran permitirse invertir un fin de semana entero en talleres? ¿Podríamos generar un cambio de todos modos?

Así que hicimos un experimento (con la ayuda de la revista *Reader's Digest* y la escritora Joan DeClaire). Trajimos varias parejas al consultorio. Todas hicieron una valoración completa de la pareja, algo que hacían todas las parejas cuando llegaban a nuestro consultorio, con cuestionarios exhaustivos que inquieren en cada detalle de la relación. Luego las mandamos a comer.

Mientras se comían un bocadillo, nosotros nos reunimos con nuestro equipo para leer detenidamente sus respuestas, evaluar los datos y elegir una sola intervención que pudiéramos hacer con ellos en una hora. Por ejemplo, entrenarlos para que expresaran positivamente sus necesidades sin criticar a su pareja. Cuando volvieron, hicimos la intervención que habíamos elegido. Luego esperamos... dos años.

Después de esos dos años, Joan hizo un seguimiento de todas las parejas. Lo que descubrió fue una tasa de éxito abrumadora por esa única intervención. En general, esas parejas habían cambiado sus dinámicas. Y dos años más tarde las mantenían cambiadas.[2]

Sí, es cierto, nosotros habíamos elegido la intervención que supusimos que les ayudaría más. Pero fue impresionante ver que un solo cambio en la interacción de cada pareja podía tener un impacto tan grande en su relación y en sus vidas.

¿Estos pequeños cambios en los hábitos que te recomendamos pueden cambiar realmente tu relación?

Sí.

«Estamos enamorados. ¿Con eso no basta?»

La respuesta es fácil. No.

El amor no es suficiente. Porque a menudo, con el paso del tiempo, dejamos de cortejarnos el uno al otro. Dejamos de priorizar el romanticismo, la diversión, las aventuras y el buen sexo. La vida se interpone en el camino. En un estudio de treinta parejas en las que ambas personas perseguían una trayectoria profesional, el Sloan Center for Working Families de la Universidad de California en Los Ángeles (UCLA) descubrió que a menudo las relaciones se convierten en listas de tareas interminables; las conversaciones se limitan a los recados y a la planificación.³ Dicho de otra manera, tienes que practicar los aspectos de las relaciones que te mostraremos.

Estas prácticas te ayudarán tanto si estás saliendo con alguien y te planteas qué viene a continuación como si llevas cincuenta años de matrimonio. Esto es para cualquier edad, en cualquier momento vital. Es nuestro paquete de bienvenida para un buen inicio, un reinicio o una corrección de rumbo. Y lo único que necesitas para empezar es la voluntad de probar.

DÍA 1

CONECTA

Alison y Jeremy vinieron a uno de nuestros retiros de fin de semana para parejas y estaban visiblemente cansados. No era de extrañar: ya sabíamos por los formularios de inscripción que tenían hijos pequeños y que llevaban meses trabajando desde casa a la vez que supervisaban el aprendizaje a distancia de sus hijos. Por supuesto que estaban agotados.

Hacía nueve meses que la pandemia de COVID-19 empezó y, como todo lo demás, el retiro era por Zoom. Como no podíamos estar en el mismo espacio físico que nuestros participantes, tuvimos que trabajar muy duro para observar su estado emocional y su lenguaje corporal. Pero incluso a través de las ventanas de Zoom ligeramente borrosas y brillantemente pixeladas, pudimos ver la desconexión entre Alison y Jeremy. Estaban sentados uno al lado del otro para que pudiéramos verlos a los dos en la pantalla, pero podrían haber estado en diferentes recuadros de Zoom, sentados en habitaciones separadas, a kilómetros de distancia, que hubiera sido lo mismo.

Alison y Jeremy explicaron por qué se habían inscrito al retiro: sentían que estaban constantemente en conflicto. Parecía que no se ponían de acuerdo nunca a la hora de lidiar con las cosas, desde cómo gestionar el hecho de que uno de sus hijos no quisiera acabarse la verdura hasta el riesgo que estaban dispuestos a asumir durante la pandemia. ¿Podían salir con amigos o no debían ver a nadie? ¿Tenían que pedir a los niños que se pusieran cubrebocas para salir a dar una vuelta en bici por el barrio? Todo se convertía en una discusión; y luego la vida se entrometía antes de que pudieran resolverlo: llegaban los niños o había una tarea urgente del trabajo (parecía que el trabajo se había convertido en una actividad que duraba veinticuatro horas al día, ahora que todo era a distancia) y acababan dándole mil vueltas a la discusión e incrementando el malestar. Ahora les surgían pensamientos sobre el otro que antes no solían tener: «Nunca tiene en cuenta mi opinión; solo piensa en motivos para justificar que estoy equivocada»; «Siempre prioriza sus planes; siempre tiene que ganar ella».

«Antes estábamos más en sintonía —contaba Alison—. O sea, con niños pequeños la logística siempre ha sido complicada. Pero es que ahora ya no coincidimos nunca».

Les pedimos que nos describieran un día típico. ¿Cuándo tenían la oportunidad para conectar? No para resolver problemas ni para planificar la logística familiar, sino para hablar y escucharse. Se quedaron perplejos.

«No la tenemos», respondió Jeremy. Se ponían a trabajar desde temprano, uno de ellos contestando llamadas del trabajo en la recámara mientras el otro daba el desayuno a los niños y los preparaba para conectarse a las clases de la escuela; uno de los dos o ambos tenían que acabar saltándose la comida para avanzar un poco de trabajo. La cena era un caos, y uno se quedaba limpiando mientras el otro acostaba a los niños. Jeremy dijo: «En cuanto acabo de lavar los platos y subo, ella ya está durmiendo».

No tenemos por qué estar en medio de una pandemia para que esto nos resulte familiar. Y no hay que tener niños a quienes alimentar para sentir que es difícil encontrar momentos para conectar.

He aquí una idea equivocada que tenemos muchos de nosotros: para que la conexión sea significativa, le tienes que dedicar horas. Por eso, en un día ajetreado, no tenemos tiempo para ello. ¿Verdad?

Mentira.

Tenemos oportunidades de conectar constantemente, pero no las vemos. No sabemos exactamente lo que estamos buscando ni lo importantes que pueden ser estos pequeños momentos que aparentemente son fugaces e insignificantes. En términos de la ciencia del amor, lo que hacemos en estos breves instantes es lo que llamamos *oportunidades de conexión*.

¿Qué es una oportunidad de conexión? Bueno, pues puede ser un comentario casual. Puede ser algo tan sencillo como que una persona se siente al lado de la otra. Tan sutil como un suspiro. Es una invitación para conectar. Y la manera en que respondemos a estas pequeñas oportunidades de conexión ¡puede unir o romper una pareja! Este fue uno de los primeros descubrimientos que hicimos en el Love Lab, y uno de los más transcendentes.

Oportunidades de conexión: el mayor predictor de felicidad

Construimos nuestro primer Love Lab en un edificio de la costa de Montlake, cerca del campus de la Universidad de Washington, que tiene una fachada rojiza y una hilera de cerezos. Para ser un laboratorio, era atípicamente cómodo. Cuando la gente entraba, no queríamos que se sintiera como en un laboratorio científico. Queríamos que todo el mundo se sintiera como en casa.

Julie tuvo esta idea en mente cuando diseñó el laboratorio: había cuadros en las paredes, muebles cómodos y cobijas acogedoras, una cocina totalmente equipada. Podías escuchar música y ver la televisión. Unas grandes ventanas enmarcaban el lago, sereno y resplandeciente bajo el sol (en realidad, aquí no llueve tanto como piensa la gente, pero no se lo digas a nadie; ¡es el secreto de Seattle!). En la noche, la silueta de la ciudad centelleaba, acentuada por el famoso perfil de la torre Space Needle. De no haber sabido dónde estabas, hubieras podido pensar que estabas entrando en un Airbnb concebido con cuidado y con encanto. Hubieras dejado las bolsas al llegar y habrías salido a explorar la noche por la ciudad. Pero si venías al Love Lab, no era para irte. Te quedabas para que pudiéramos observarte. Hubieras notado las tres cámaras que había colocadas en las paredes del departamento (llegamos a la conclusión de que esa era la cantidad de cámaras que necesitábamos para monitorizar visualmente todo el espacio sin puntos ciegos).

Nuestro primer gran estudio fue con ciento treinta parejas de recién casados que visitaron, una detrás de la otra, el Love Lab. Esas parejas realmente estaban en la fase de «luna de miel», es decir, los meses que vienen inmediatamente después de la boda. No les dimos ninguna instrucción. Simplemente hicimos que se instalaran allí para pasar el fin de semana y las dejamos hacer lo que harían normalmente. Las parejas veían sus series preferidas, leían el periódico, cocinaban, limpiaban, hablaban, discutían. Nosotros lo vimos y lo grabamos absolutamente todo. Registramos incluso el patrón de comportamiento más pequeño. Todo quedaba codificado.

No teníamos muy claro qué era lo que estábamos buscando; por aquel entonces no sabíamos qué comportamientos eran los que podían acabar siendo significativos o podían predecir la futura felicidad o sufrimiento de una pareja. Solo sabíamos que teníamos que prestar mucha atención y analizarlo todo para poder descubrirlo.

Rápidamente surgió un patrón que giraba en torno a lo que empezamos a denominar *oportunidades de conexión*. Una persona lanzaba una invitación, iniciando un momento de conexión (podía ser física o verbal, evidente o sutil) y el investigador que controlaba la cámara ampliaba la cara de la pareja. Las parejas respondían a las oportunidades de conexión de una de las siguientes formas:

1. Atendiéndolas. Daban una respuesta positiva o afirmativa, reconociendo la invitación de la otra persona y entablando el intento de conexión (incluso un *ummm* puede contar como atender una oportunidad).
2. Ignorándolas. No proporcionaban ninguna respuesta, ignorando la oportunidad de forma activa o simplemente sin darse cuenta del intento de su pareja.
3. Rechazándolas. Respondían con enojo o rabia para desactivar activamente el intento de su pareja de conectar.

¿Qué quiere decir esto en la práctica?

Utilicemos un ejemplo...

Tu pareja, mirando el celular, dice: «Vaya, este artículo es interesante». ← *Oportunidad de conexión.*

He aquí tus posibles respuestas:

a) Levantas la mirada y dices: «¿Ah, sí? ¿De qué trata?». ← Atiendes a la oportunidad.
b) Sigues escribiendo un correo electrónico y no despegas los ojos de la pantalla. ← Ignoras la oportunidad.
c) Dices: «¡Cállate! ¡¿No ves que estoy intentando trabajar?!». ← Rechazas la oportunidad.

A veces, nuestras oportunidades de conexión pueden parecer negativas o ser difíciles de leer, y no logramos interpretarlas como un intento de conectar. Veamos otro ejemplo, que es posible que no sea tan obvio.

Están cenando en silencio. Emites un profundo suspiro que se puede oír perfectamente (esta es la oportunidad). Tu pareja puede responder así:

a) Tu pareja dice: «Cariño, ¿te pasa algo? ¿Tuviste un día difícil?». ← Atiende la oportunidad.
b) Tu pareja está leyendo el periódico; pasa la página y no dice nada. ← Ignora la oportunidad.
c) Tu pareja responde: «Pero ¿qué te pasa ahora?». ← Rechaza la oportunidad.

En el laboratorio (¡y en la vida real!) no hay parejas que «atiendan las oportunidades» constantemente. Pero el hecho de atenderlas en gran medida o solo un poco importa... y mucho. Seguimos a nuestras ciento treinta parejas de recién casados durante años: durante sus meses de luna de miel, el primer embarazo, el nacimiento de sus bebés y más allá. Vimos felicidad en algunas parejas, infelicidad en otras, y en algunas, el divorcio. Seis años más tarde, cuando analizamos en retrospectiva los datos para ver qué comportamiento codificado había sido significativo, encontramos algo colosal. Las parejas que se divorciaron solo habían atendido las oportunidades de sus parejas un 33 % de las veces. Las parejas que se habían mantenido unidas habían atendido las oportunidades un 86 % de las veces.[1] Era una diferencia enorme: una brecha estadística que pocas veces se ve en estudios científicos.

Encontramos un gran punto de intervención. Si podíamos ayudar a las parejas a entender la importancia de esos pequeños momentos que parecen insignificantes y que nos pasan desapercibidos, podíamos realmente ayudar a la gente a dar la vuelta a la situación. La respuesta que la gente daba a las oportunidades de conexión de sus parejas era, realmente, el mayor predictor de felicidad y estabilidad de una relación. Estos pequeños momentos fugaces resultaban ser los que dictaban la diferencia entre felicidad e infelicidad, entre un amor duradero y el divorcio.

Atender oportunidades: El truco primordial para las relaciones

Hicimos un taller de dos días para parejas en el que nos centramos en la amistad y la intimidad durante el primer día, y en el conflicto, el segundo día. Por supuesto, el objetivo principal del taller era que las parejas abordaran ambos temas esenciales. Pero nos preguntamos cuál era el más urgente. Si las parejas querían empezar con las intervenciones que tuvieran un mayor impacto, ¿qué las ayudaría más?

Así que hicimos un estudio experimental: un grupo de participantes solo hizo el día 1, otro grupo solo hizo el día 2 y el grupo final hizo los dos. Un año más tarde, nos volvimos a poner en contacto con las parejas. ¿Cómo estaba todo el mundo?

Me imagino que no te sorprenderá saber que el grupo que hizo los dos días del taller fue el que mantuvo los cambios más duraderos después de un año. Pero, curiosamente, al grupo que solo hizo el día 1 ¡parecía que todo le iba muy bien! Sin embargo, el grupo que solo hizo el segundo día (solo la parte del conflicto) no tuvo tan buenos resultados.[2] El mensaje estaba claro: centrarse solo en el conflicto era el camino equivocado para abordar la situación. *Primero se tiene que trabajar la amistad.*

Pero esto es difícil porque si estás en medio de un conflicto quizá tengas unas ganas enormes de «arreglarlo». Si empezamos dándoles vueltas a nuestros conflictos, podemos empeorar las cosas. ¿Por qué? Porque en cuanto aumentan las tensiones, nuestro cuerpo responde de forma fisiológica; podemos sentirnos abrumados y volver a la manera que teníamos antes de lidiar con los problemas. Por ejemplo, incluso después de todos estos años que llevamos queriéndonos en un gratificante matrimonio, John tiene que combatir sus ganas de ponerse a la defensiva a la menor provocación. Y el primer instinto de Julie cuando hay una situación acalorada es salir por la puerta y refugiarse en el bosque más cercano.

Es extremadamente complicado cambiar cómo actúa cada uno durante los conflictos. Pero atendiendo oportunidades, cambia la manera en que actúan las personas en los pequeños momentos que se dan a diario. Esto es mucho más fácil de hacer. Y llegará un momento en el que ayudará con los conflictos. Hemos descubierto que cuantas más oportunidades se atienden en una relación, mejor se les da a las parejas lo de gestionar conflictos. Incluso cuando un conflicto se complica, la capacidad de rectificar el rumbo y reparar la interacción se basa en cuántas oportunidades se hayan atendido en el pasado. Cuantas más oportunidades se atienden, más se comparte el humor, incluso durante los conflictos. Hay más liviandad. Más capacidad de parar en medio de una discusión y hacer las paces, y más probabilidades de que el intento de reparar la situación se reciba y sea recíproco. Las parejas que funcionan no discuten menos que el resto, sino que discuten mejor. Y la atención a las oportunidades es el mayor indicador de esto.

Lo que realmente logra la atención a las oportunidades es «meter dinero» en la cuenta bancaria emocional de una pareja. Imagina que cada vez que atendieras una oportunidad de conexión de tu pareja (incluso una atención tan sencilla y fugaz como responder a una sonrisa con otra sonrisa) metieras una moneda en su alcancía del amor.

Cuando nos casamos (¡hace ya treinta y cuatro años!) hay algo que hacíamos mejor que ahora: guardar rencor.

Quizá entiendas a qué nos referimos. La conversación sube de tono, tu pareja te hiere con sus palabras, y tú abandonas y empiezas a generar rencor en su contra reuniendo una letanía de todo aquello que hizo y que te desagrada últimamente, o desde el inicio de los tiempos. John recuerda que en los primeros años de matrimonio generaba rencor activamente, como si construyera una silla: cortando la materia prima de su vida para que encajara, amartillándola para que se juntaran las piezas, dándoles forma y sentándose en ella. Si él y Julie discutían o se peleaban, él se sentía herido y desaparecía para ir a amontonar rencor. Pero en una relación en la que atiendes muchas oportunidades, llegas a un punto en el que te vas a amontonar rencor, pero entonces, pues... no te sale. John se sentaba intentando con todas sus fuerzas reunir un rencor resistente y robusto, y luego oía una fastidiosa vocecita que le decía: «¿Te acuerdas de la semana pasada, cuando estabas enfermo y ella vino para ver cómo estabas y te trajo té? ¿Te acuerdas de esta mañana cuando se rio de tu broma? ¿Te acuerdas de que esta mañana se molestó en prepararte el almuerzo a pesar de estar tan ocupada? ¿Y de cuando después te preguntó cómo te estaba yendo en el día? Todos estos momentos fueron bastante bonitos». Y ya no podía generar ese rencor.

Todos esos momentos de positividad y conexión que vas acumulando desbancan a los negativos. Y el rencor ya no puede crecer. Cada pequeño momento es capital emocional en el banco. Así que cuando llegas a un momento de conflicto o tensión tienes un buen cojín en tu «cuenta bancaria emocional». Incluso en un momento peliagudo que podría ser tierra fértil para los malentendidos y para los sentimientos heridos, tienes almacenada toda esta positividad y conexión que te permite ofrecerle más empatía e incluso humor a tu pareja. Y la manera de incrementar tu cuenta bancaria es atender a las oportunidades.

He aquí lo que saben los genios: que un beso en la mejilla cuando pasas por el pasillo es una medicina muy eficaz. Que levantar la mirada de ese correo urgente del trabajo para escuchar una pequeña anécdota sobre lo que hizo el bebé a la hora de comerse los camotes, al final, importa más. Que tomarse cinco minutos al principio de la jornada para conectar con un café sobrepasa de lejos la opción de empezar a trabajar cinco minutos antes.

Esto y mucho más fue nuestra receta para Alison y Jeremy. Sus días estaban repletos de tareas, totalmente: trabajar, cuidar a los hijos..., luego trabajar más y otra vez atender a los niños. Quedaron atrapados en el implacable ciclo de la vida durante una pandemia, con poco margen para desahogarse y sin tiempo alguno para concentrarse el uno en el otro. Y la verdad es que, con o sin pandemia, la vida se puede volver así. Ajetreada. Abrumadora. Sin pausas. Pero igual que se lo dijimos a Alison y a Jeremy, te lo decimos a ti: no necesitas hacer magia para crear más tiempo de la nada. No importa lo frenético que sea un día, siempre hay oportunidades que atender. Cuesta muy poco tiempo y la recompensa es enorme... y exponencial. Cuanto más lo haces, mejor funciona.

Les pedimos que buscaran unos pocos minutos al principio de cada día para conectar. Lo acabaron haciendo cada mañana, en los breves instantes antes de que los niños bajaran como una estampida por las escaleras, pidiendo tres tipos distintos de cereales. Se apoyaban en la isla de la cocina, de pie, con los codos encima de montones de tareas y trabajos de la escuela, sorbiendo el café calientito, y se preguntaban: «¿Qué te depara el día de hoy? ¿Qué parte del día te gusta? ¿Qué te preocupa?». Siempre acababan aprendiendo algo importante: ese momento era una ventana hacia los planes y la vida interior de su pareja. Siempre acababan riéndose.

«Bueno, la parte del día que no me gusta es estar con esa profesora que siempre nos hace hacer ruidos de animales», suspiraba Jeremy, y Alison se partía de la risa. Ella tampoco lo soportaba.

Y luego, durante el día, les pedimos que se mantuvieran alerta por si encontraban oportunidades de conexión y que las atendieran en vez de dejar que se les escaparan de las manos. Si Alison se acercaba para susurrarle una observación sobre uno de sus hijos mientras Jeremy estaba escribiendo un correo electrónico, debía parar un momento, apartar las manos del teclado y brindarle su atención. El correo seguiría allí dos minutos más tarde. La persona que estaba esperando recibirlo no se daría nunca cuenta de ello. Pero Alison, sí.

Alison, en uno de nuestros últimos encuentros por Zoom, dijo: «La situación sigue siendo dura. Es difícil equilibrar nuestros horarios laborales con la escuela a distancia de los niños y el resto de las cosas que tenemos que hacer. Pero supongo que por lo menos ahora tenemos la sensación de volver a estar en el mismo equipo. Estamos juntos contra el caos».

El poder está en tus manos

Atender las oportunidades es realmente una de las intervenciones más poderosas que podemos recomendar. ¿Te parece demasiado sencillo y fácil? Bueno, es posible que sea sencillo, pero no siempre resulta fácil crear este nuevo hábito. Si esto ya forma parte del repertorio de tu relación, genial. ¡Que no decaiga! Este capítulo y el ejercicio que vendrá a continuación pueden servirte como un valioso recordatorio de que tienes que seguir priorizando la atención a las oportunidades, sin dejar que se te escurran de las manos, y puede que sea la chispa que aporte incluso más brío a los micromomentos de positividad y conexión que ya estás practicando.

Si tienes la sensación de que lo de atender oportunidades se ha ido desvaneciendo del ambiente de tu relación, no te preocupes. Puedes modificarlo. Es como cambiar la trayectoria de un gran barco: quizá se tarde mucho antes de que se empiece a notar realmente el cambio de rumbo que diste. Pero el simple hecho de girar el timón un poco, y luego un poco más, puede aportarte las recompensas que quieres si no desistes. Piensa en lo poco que se nota al principio que el barco está cambiando de dirección, pero cuanto más lejos vayas en ese nuevo rumbo, más divergirás del antiguo. Una «V» que se va abriendo y que te lleva a un territorio completamente nuevo.

¿Te acuerdas del estudio que mencionamos antes, en este capítulo, sobre los tres grupos que hicieron los diferentes días de un taller? Bueno, pues había un grupo más. En todos los estudios hay un grupo de control, es algo típico. Pero cometimos un error con ese grupo de control.

Mientras el grupo 1 estaba haciendo el día de la amistad, el grupo 2, el día del conflicto, y el grupo 3, ambas cosas, el grupo de control no participó en ninguno de los talleres. Lo único que recibió fue nuestro libro *Siete reglas de oro para vivir en pareja* y acceso a siete horas de terapia con una persona licenciada por teléfono. Sorprendentemente, ninguna de las parejas del grupo de control accedió a la terapia. Solo utilizaron el libro. Y, sorpresa, sorpresa, ¡obtuvieron buenos resultados! Simplemente leyendo el libro, aplicaron cambios positivos significativos a sus relaciones y conservaron estos cambios hasta un año más tarde, cuando recuperamos el contacto con ellos. Aunque el grupo que obtuvo mejores resultados fuera el que acudió a ambos días del taller, los que leyeron el libro ocuparon el segundo lugar de la clasificación por muy poca diferencia. Lograron mejores resultados que cualquier otro grupo. Sus matrimonios mejoraron y conservaron la mejora un año más tarde, simplemente porque utilizaron un libro juntos.

Desde nuestro punto de vista, la verdadera moraleja es que si quieres mejorar el ambiente de tu relación, con un poco de lectura puedes hacerlo. Saber es poder, y en cuanto entiendas lo mucho que pueden moldear una relación con el tiempo las oportunidades de conexión y la respuesta que les brindamos, más elecciones podrás hacer durante un día ajetreado, cuando el tiempo apremie, que realmente vayan alineadas con los objetivos que te planteas para tu relación a largo plazo.

LA PRÁCTICA DE HOY

CONECTAR EN DIEZ MINUTOS

Lo ideal es hacerlo al principio del día, pero se puede realizar en cualquier momento que les vaya bien. Las normas son sencillas: elige un momento para conectar con tu pareja, cuando tengas diez minutos para escucharla sin tener que irte corriendo. Puede ser en la mañana, con un café y antes de empezar a trabajar, o en la noche, después de haber acostado a los niños. Simplemente, plantéale la siguiente pregunta:

¿Hay algo que pueda hacer por ti hoy?

¿Cómo se supone que reaccionaremos? En primer lugar, esto permite que, por un momento, tu pareja reflexione acerca de sus propias necesidades. En segundo lugar, deja claro que realmente quieres apoyarla durante el día de hoy, si está en tus manos. Y, en tercer lugar, da la esperanza de que, si manifiesta lo que necesita, intentarás responder afirmativamente.

Es solo una frase. Pero tiene grandes repercusiones. Es una invitación. Dice «te quiero y quiero apoyarte». Es un elemento fantástico para cultivar la confianza. La confianza, en una relación, es un exitazo. Es complicado alcanzarla, pero sus fundamentos son esenciales. El principio que se halla detrás de la confianza es «yo te cubro la espalda y tú me cubres a mí la mía».

Así que cuando tu pareja te responda a esta pregunta hoy, haz todo cuanto puedas para decir que sí y hacerlo realidad, tanto si es un «necesito desconectarme de los niños» como un «me encantaría comer contigo».

Puntos extra: recoge moneditas

Hoy plantéate todos los momentos potenciales de conexión, incluso los más fugaces, como si fuera dinero en el banco. Igual que lo harías si estuvieras paseando por la calle y vieras billetes y monedas repartidos por el piso: párate y recógelos. Solo se tarda un momento en agacharse y recoger esas moneditas. Así que propóntelo, ¡que no se te escape ninguna! Incluso los céntimos suman.

Mantente alerta a ver si encuentras pequeñas oportunidades de conexión que puedas atender, acercándote a tu pareja, aunque sea de manera fugaz. Presta atención por si percibes alguno de los siguientes elementos, ya que todo lo que aparece en esta lista son invitaciones a conectar:

- Contacto visual.
- Una sonrisa.
- Un suspiro.
- Una petición directa de ayuda o de atención.
- Que te diga «buenos días» o «buenas noches».
- Que te pida un favor.
- Que te lea algo en voz alta: «Oye, escucha esto...».
- Que te enseñe algo: «¡Fíjate en eso!».
- Que diga tu nombre desde otra habitación.
- Que tu pareja tenga un aspecto triste o afligido.
- Que esté cargando físicamente con algo pesado.
- Que tu pareja rezume frustración (con los niños, por ejemplo).

Cada vez que respondas positivamente a tu pareja, será un ingreso que incrementará su cuenta bancaria emocional. Y estos ingresos no se desvanecen. Esa riqueza estará allí cuando la necesites. Con pequeños momentos a lo largo del día puedes asegurarte de que tus ingresos superen tus retiradas de fondos.

Resolución de problemas

¿Qué pasa si notas que tu pareja te está brindando una oportunidad de conexión, pero realmente no puedes responder?

Está claro que esto te ocurrirá de vez en cuando. Tu disponibilidad emocional no se alineará a la perfección con la disponibilidad emocional de tu pareja. Y no pasa nada. Aquí tienes algunos consejos sobre cómo gestionarlo.

- **Tu pareja crea una oportunidad, pero realmente no puedes atenderla.** Di: «Me encantaría que me lo contaras, pero tengo que... [enviar este correo, acostar a los niños, etcétera]. ¿Te acordarás de contármelo más tarde?». Así reconoces que quieres atender su demanda, pero que las circunstancias te lo impiden. Incluso si, por el cansancio, no quieres atenderla, no ignores su petición. El simple hecho de explicar brevemente por qué no estás disponible puede resultar muy útil.

- **Eres tú quien crea la oportunidad y tu pareja no responde.** Si se pierde un par de tus oportunidades, ¡sigue intentándolo! Pero si se convierte en un patrón, expónselo a tu pareja: «No quiero que parezca una crítica, pero he estado intentando conectar contigo... ¿Qué te está pasando, por qué no respondes?». Es posible que esté muy ocupada o se halle en una situación estresante o abrumadora.

- **Se crea una oportunidad con negatividad.** Habrá momentos en los que la invitación de tu pareja sonará negativa o como si estuviera intentando empezar una discusión (por ejemplo: «¿Pensaste que quizá, por un día, podrías hacer tú la cena?»). Simplemente, ignora la negatividad y responde a la oportunidad más profunda que se encuentra detrás (podrías responder: «Entiendo que sientas frustración y cansancio. No te preocupes, yo cocino y así puedes parar un poco»). ¡Uf!, esto vale mucho en la cuenta bancaria emocional.

DÍA 2

PLANTEA UNA GRAN PREGUNTA

Mira hacia atrás y recuerda el momento en el que conociste a tu pareja. ¿Te acuerdas de la sensación de sentir esa chispa cuando estaban cerca? ¿De esperar todo el día para poder verla, de sentir que tenías mil preguntas que le querías plantear? Todas, desde «¿cuál es tu película favorita?» hasta «si pudieras vivir en cualquier lugar, ¿dónde lo harías?», te salían a borbotones mientras hacías ese excitante baile para averiguar si esa persona era *la persona* con la que te imaginabas viviendo toda la vida.

Los autores de este libro nos acabábamos de mudar a Seattle con dos meses de diferencia. John acababa de instalarse en la Costa Oeste después de dos décadas dando clases en la zona del Medio Oeste de Estados Unidos; Julie, nacida en el noroeste, en la costa del Pacífico, volvía a sus raíces después de dos décadas viviendo en otras partes. Nuestros caminos se cruzaron en una cafetería que ambos frecuentábamos. A Julie le llamó la atención John porque

destacaba entre el resto por su aspecto inteligente y de cate-
drático. John se fijó en el interés y la desenvoltura de Julie.
Dejó la taza sobre la mesa y se acercó a ella para presentarse, esperando poder entablar una conversación. Empezamos a hablar. Y luego hablamos más, y más, y más...

El inicio de una relación es emocionante ¡porque hay
mucho que descubrir! Las conversaciones que mantienes
están llenas de grandes preguntas, emocionantes y exploratorias. No cuesta nada. En ese inicio, nos lo preguntamos todo: «¿De dónde eres y qué te trajo aquí?», «¿A
qué te dedicas y por qué lo elegiste?», «¿Qué te gusta
hacer cuando no estás trabajando?», «¿Qué tipo de música, de películas, de libros te gustan?». Sintiendo una
clara atracción, somos muy conscientes de lo mucho que no
sabemos el uno del otro y nos morimos de ganas de averiguarlo.

Cuando una relación se desenvuelve puedes tener la
sensación de que es como ver una película nueva muy buena: ves cómo va evolucionando la trama, con esperanza y
ansiedad a la vez por todo lo que pueda pasar, y vas descu-
briendo cada vez más acerca de este nuevo protagonista
tan emocionante que hay en tu vida. Le preguntas por su
infancia, sus esperanzas y sus sueños, por su visión de futuro. Descubres qué amistades son importantes para esa persona, o cuál es su comida preferida, cómo reacciona cuando está triste o siente emoción. Cuando estamos en ese
momento crucial, tan excitante, de conocer desde cero a
una pareja romántica, tendemos a hablar mucho. Conta-

mos nuestras historias y preguntamos acerca de las de la otra persona. Compartimos nuestros sueños para el futuro y consultamos cuáles son los suyos. Pero con el tiempo, cuando estamos cada vez más ocupados y la novedad se desvanece, dejamos de plantear grandes preguntas. Es posible que empecemos por cuestionar situaciones como «¿te imaginas teniendo hijos?», «si pudieras vivir en cualquier lugar, ¿dónde vivirías?». Y luego, llega un momento en el que nuestras conversaciones se llenan de otro tipo de preguntas: «¿Sacaste la basura?», «¿Tenemos que hacer cita con el médico para los niños?». Cuestiones como estas roban el escenario a las pláticas con el corazón en la mano. En parte es una cuestión práctica: realmente tenemos que hablar de quién va a hacer qué, de qué tenemos que comprar, de cómo gestionar la economía conjunta y demás. Pero por muy frenética que sea la vida, no podemos dejar que todas las preguntas que nos formulemos el uno al otro sean sobre interminables listas de quehaceres.

Las películas no cambian con el tiempo, pero la gente sí. Esa película que viste con tanta curiosidad y anticipación la primera vez, se desarrollará igual la próxima vez que la veas. Pero las personas no son así. Las mismas preguntas formuladas en diferentes momentos vitales tendrán respuestas distintas. Los deseos mutan y se convierten en nuevos deseos. Los objetivos de vida se modifican. La lista de cosas que se quieren hacer antes de morir evoluciona. Si dejamos de plantear estas grandes preguntas y a la vez esperamos que las respuestas de nuestra pareja sean idénticas a aquellas que escuchamos la última vez que lo hablamos, es posible que nos esperen bastantes sorpresas.

Demasiado espacio

David y Gwen llevaban veinte años casados cuando vinieron a vernos por primera vez. En muchos sentidos lo tenían todo. David tenía una intensa vida profesional que le llenaba; tenían tres hijos fantásticos y una casa enorme y preciosa; Gwen cuidaba de los hijos y entregó su vida a la maternidad. Gozaban de estabilidad económica, David trabajaba muchas horas y tenía un salario muy alto, y Gwen había heredado una fortuna. ¿Dónde estaba el problema? ¿Por qué estaban en nuestro consultorio, sentados cada uno en un extremo del sillón?

Lo primero que mencionaron fue que desde que tenían hijos, el romanticismo había desaparecido de sus vidas. Ya no hacían el amor; la distancia física y la falta de intimidad sexual les fastidiaba a los dos. Pero no tardamos en descubrir que el sexo no era el tema central, sino que solo era un síntoma de problemas más profundos. Llevaban años sin hablarse de verdad. Hacía quince años —cuando tuvieron a su primer hijo— que habían redireccionado el foco y habían dejado de atenderse a ellos mismos para centrarse en la logística de la vida y en las preocupaciones inmediatas de ser padres. El problema es que nunca desviaron la atención para mirarse el uno al otro. Se preguntaban: «¿Acertamos con la elección de la guardería?», «¿Llamaste al electricista?», «¿Quién recoge a los niños el viernes?». Nunca preguntaron: «¿Sigue siendo esta la vida que quieres vivir?».

Quizá vivieran en la misma casa, pero había demasiado espacio entre ellos. De hecho, su hogar, con un diseño precioso, era tan grande que podían ir de una habitación a otra y cruzarse en contadas ocasiones. Como pareja se pueden vivir dos vidas paralelas en vez de vivir una vida conjunta. Y esto es exactamente lo que estaban haciendo.

David y Gwen vinieron a nuestro consultorio porque no querían continuar así, pero tampoco sabían cómo impulsar un cambio. Les parecía que cada vez que intentaban conectar, estaban demasiado lejos. Todo se convertía en una discusión o una conexión perdida, o fracasaban en el intento de acercarse. Así que les hicimos empezar con unas preguntas distintas. El primer paso para reconstruir su matrimonio no consistía en preguntar «¿cómo estás?», sino «¿quién eres?».

Una oveja llamada Kevin

Cuando llegó la pandemia de COVID-19, Brianna y Tyler vivían en un departamento pequeño de dos habitaciones con su bebé. Tenían planes en marcha para mudarse a una vivienda más grande al otro lado de la ciudad, pero en ese momento todo quedó congelado. La guardería había cerrado y ambos pasaron a trabajar desde casa, intentando cumplir con su jornada completa y con el cuidado del bebé a la vez. Estaban saturados. Y, sin embargo, su relación se mantuvo firme. No se enfrentaron el uno al otro (aunque hacían bromas sobre si eran «animales en cautiverio»). Tenían que soportar muchos estresores y gestionar problemas, porque, como todas las parejas, Brianna y Tyler tenían su propio paquete de problemas «sin solución». Pero a pesar de todo eso, incluso durante los conflictos, tenían la sensación constante de que estaban del mismo lado.

¿Cuál era su secreto? Brianna y Tyler enumeran varias cosas que les gustan al uno del otro: Tyler trabaja mucho cuidando al bebé y se encarga de la infinita lavada de ropa. Brianna mantiene los horarios de la familia bien organizados y es una cocinera innovadora.

Pero, principalmente, lo que observamos es que se interesaban el uno por el otro.

Brianna compartió con nosotros su recuerdo de una de las pocas veces que pudieron tener una cita durante la pandemia. Después de dos semanas de cuarentena, fueron a casa de la madre de Tyler para pasar el fin de semana. La abuela se quedó con el bebé mientras ellos dos salían a dar una vuelta. Estaba nevando y pasearon por el antiguo territorio de Tyler, en la zona rural del estado de Maine. Brianna había estado allí muchísimas veces antes. Pero esta vez, Tyler señaló un campo en concreto y empezó a contar una historia. Mencionó, de refilón: «Aquí es donde vivía Kevin, mi oveja».

«¿Cómo? —replicó ella—. Con los años que llevamos juntos y hasta ahora no sabía que tenías una oveja... ¡que se llamaba Kevin!».

Pasearon y hablaron durante horas hasta que se les congelaron los dedos del frío que tenían y tuvieron que volver. La oveja Kevin los transportó en el tiempo y acabaron hablando de las vidas que se imaginaban que tendrían cuando eran adolescentes, y de cómo estaban viviendo una vida exactamente muy parecida a lo que se habían imaginado, en muchos sentidos, pero a la vez tan tan distinta.

«Puede parecer una tontería, pero nunca olvidaré esa oveja llamada Kevin —contaba Brianna—. Allí me di cuenta de que Tyler nunca dejará de sorprenderme».

He aquí el quid de la cuestión: todo el mundo te puede sorprender si le brindas la oportunidad de hacerlo. La relación de Brianna y Tyler ha prosperado incluso durante un confinamiento en pandemia porque nunca han dejado de sentir curiosidad el uno por el otro.

Un placer conocerte... ¡de nuevo!

La gente cambia con los años, especialmente (como en el caso de David y Gwen) cuando una persona de la pareja trabaja la mayor parte del tiempo y la otra está en casa cuidando a los hijos. David y Gwen avanzaron mucho simplemente cambiando el tipo de preguntas que se formulaban mutuamente. Empezamos con diez minutos al día, ¡porque era lo máximo con lo que podían lidiar! Pero fue suficiente para que empezaran a volver a conocerse de nuevo. Volvieron a las bases. Volvieron a conocerse desde el principio.

Cualquier relación implica un proceso de conocerse una y otra vez con el paso de los años. Tú cambiarás muchísimo a lo largo de tu vida, y tu pareja, igual. Mudarás las células que conforman tu cuerpo y se regenerarán. Tus estructuras cerebrales cambiarán radicalmente. Y en tu paso por la vida, las experiencias nuevas harán que vuelvas a calibrar lo que quieres, lo que crees y cómo te ves. Así que dos personas que van juntas por esta vida tan caótica y complicada tienen muchos puntos para perderse grandes cambios en sí mismas y en la otra persona.

Los humanos somos animales sociales, no sobrevivimos sin conexiones con otras personas. Y el primer paso para conectar con otro es saber quién es y permitir que te conozca. Y la principal manera de averiguar quién es alguien (especialmente lo que le pasa en su mundo interior) es formular preguntas. Lo hacemos de forma natural, incluso sin tener que esforzarnos, cuando empezamos a salir con alguien. Luego estamos ocupados y nos centramos en llegar a todo siendo un equipo. Y ser un equipo es genial. Pero tenemos que acordarnos de que seguimos siendo dos personas que crecen, cambian y evolucionan con el tiempo.

Cuando trabajamos con parejas, hablamos de crear *mapas del amor*. Y con esto nos referimos a un conocimiento íntimo del mundo interior de tu pareja. De sus esperanzas y sueños. De sus creencias, sus miedos, sus deseos. Formular preguntas no solo sirve para crear mapas del amor, sino también para actualizarlos. Y esto implica plantear preguntas abiertas. Y a eso nos referimos cuando hablamos de «grandes» preguntas: para responder, no sirve un «sí» o un «no»; no hay respuestas rápidas en un menú desplegable. Una pregunta abierta no te da una respuesta predeterminada (todos sabemos que la única respuesta correcta a «¿pagaste el recibo de la luz?» es «sí, cariño»). Una pregunta abierta está llena de posibilidades. No existe un camino hacia delante, sino muchos: no sabes hacia dónde irá la conversación ni adónde llegarán. Y así es como actualizas los mapas del amor y creas otros nuevos: forjando nuevos territorios y volviendo a territorios que habían sido cartografiados en el pasado para ver lo que cambió. Y no nos podemos guardar estas preguntas exploratorias para cuando salgamos a cenar. Tienen que ser un hábito diario, no algo que nos reservamos para las «ocasiones especiales».

En nuestro caso, nuestra relación siempre ha sido un terreno rico y fértil para nuevas teorías sobre relaciones, acerca de lo que funciona para unir a las personas y las fuerzas que las separan. A veces descubrimos entre los dos cómo navegar en un momento complicado y pensamos: «¿Esto les servirá a otras parejas? ¿Resistirá un estudio longitudinal?». Nuestras propias discusiones y soluciones nos llevaban de regreso al laboratorio, donde podíamos confirmar experimentalmente (o desmentir) lo que habíamos percibido en nuestra propia relación. Mientras tanto, surgía nueva información de nuestros estudios en el laboratorio que poníamos a prueba. El trabajo con nuestros clientes, nuestra propia relación, el laboratorio: cada uno de los elementos de nuestras vidas siempre ha aportado información a los demás, como un gran círculo, creciendo en espiral, a medida que aprendemos más y más sobre el funcionamiento interno del amor a largo plazo, sobre cómo funcionan los engranajes, qué hace que estén bien engrasados y qué hace que se atoren.

Una de las intervenciones más potentes que creamos para el Gottman Institute surgió de una discusión que tuvimos. Fue... una discusión muy intensa.

Lagunas en el mapa del amor

Llevábamos unos cuatro años casados. Vivíamos en Seattle, dirigíamos el Love Lab y visitábamos a nuestros clientes. Disfrutábamos de nuestra ajetreada vida urbana: teníamos nuestros cafés y restaurantes preferidos; íbamos con nuestra hija a parques y museos. Pero nos gustaba salir de la ciudad. Empezamos a alquilar una cabaña a pocas horas al norte de Seattle, en una de las islas de San Juan, escabrosa y poco poblada, con un pueblecito pequeño, verdes bosques frondosos e infinitos senderos para caminar. Fuimos un par de fines de semana y lo disfrutamos tanto que un verano alquilamos una casita en la orilla durante un mes entero. Hacíamos largas excursiones por el bosque y salíamos al mar en canoa.

A ambos se nos recargaban las pilas en la naturaleza, pero sobre todo a Julie. Cuando llegamos a la cabaña que habíamos alquilado, Julie se moría de ganas de ponerse las botas de montaña y adentrarse en los aromáticos bosques de cedros, o meterse en una canoa y meter el remo en el agua fresca y plateada. Mientras tanto, a John también le parecía que todo aquello era muy bonito, pero estaba igual de feliz sentado en el sillón delante de la chimenea bien calientito con una taza de café y un libro sobre ecuaciones diferenciales.

Un día, tras volver a la ciudad después de un fin de semana en el bosque, Julie dijo: «Quiero comprar una cabaña en la isla».

John se quedó perplejo. «Ni de broma —dijo—. Ni hablar».

La discusión prendió como la pólvora. «¿Por qué no? —respondió Julie—. ¡Pero si podemos permitírnoslo!». Enumeró todos los motivos por los que debían hacerlo. John los iba destruyendo todos: no era práctico. Realmente no nos lo podíamos permitir. Entramos en bucle. Empezamos a discutir tanto sobre el tema que John pidió recomendaciones para ir a terapia y que nos ayudaran. Encontró una terapeuta con la que creyó que encajaríamos y después de la consulta inicial tuvo la impresión de que ella estaría de su parte (apunte: ¡este no es un buen motivo para elegir un terapeuta!). Empezamos a hablarlo todo con ella, pero no llegábamos muy lejos: Julie no entendía por qué John ni se planteaba valorar algo que para ella era tan importante.

John no podía entender por qué Julie parecía tan exigente y terca con el tema. No necesitábamos una cabaña, la vida que teníamos ya estaba funcionando bien.

Un día, la terapeuta dijo: «Mira, John. No tienes por qué ceder ante las exigencias de Julie. Dile cómo serán las cosas y ella se adaptará».

Se quedó pasmado. Le gustaba la idea de tener a alguien de su parte, pero no si esa iba a ser la solución: esta mentalidad rígida, dogmática de «o se hace a mi manera o no se hace». «Julie —dijo al salir del consultorio—, ¿yo sueno así?».

«Sí —contestó ella—, suenas así».

John seguía sin querer comprar una cabaña, pero tampoco quería ser ese tipo de persona tan poco dispuesta a cooperar. Y no quería que su matrimonio fuera así.

Cuando llegamos a casa, fuera del consultorio de la terapeuta, finalmente empezamos a hablarlo en serio. Nos formulamos preguntas mutuamente. «¿Por qué quieres esa casa con tantas ganas?», «¿Por qué estás tan en contra de comprar esa casa?».

Julie describió su infancia en Portland, Oregón, en una gran ciudad, densamente poblada, que a la vez tenía el mayor parque salvaje municipal del país. La casa donde vivía con sus padres estaba a pocas manzanas del parque y ella prácticamente se crio allí. Iba allí a soñar despierta, a correr, a airearse cuando la situación en casa era tensa (y a menudo lo era). Cuando ya no soportaba estar en casa, se escapaba por la puerta trasera por la noche y dormía en el bosque. Se enamoró de los árboles. Se sentía más cómoda en el bosque que rodeada de otras personas. Para ella, el intenso y húmedo olor de la tierra y de las hojas perennes atortujadas era el olor del hogar, de la seguridad.

Desde que se mudó a Seattle, había estado buscando ese pedazo de naturaleza donde pudiera sentirse así de nuevo, y lo encontró en esa isla.

John había crecido en Brooklyn. Para él, la naturaleza era algo que se visita brevemente. Te vas de pícnic, pones una cobija «y luego te limpias los restos de naturaleza cuando llegas a casa». Pero a medida que hablaban se dio cuenta de que su resistencia era mucho más profunda. Tenía que ver con sus padres. Vivían en Viena, donde su padre era rabino y estudiaba Medicina. Pero tuvieron que huir a causa del Holocausto. Perdieron todo cuanto tenían: el departamento, los muebles, la ropa, las fotos y las reliquias familiares. Habían escapado caminando, por los Alpes hacia Suiza, con solo un terrón de azúcar y un limón en los bolsillos. Cuando más adelante emigraron a República Dominicana, donde nació John, llegaron sin nada.

Su padre solía decir: «Nunca pienses que el lugar donde vives es permanente. Nada es permanente».

Las creencias de John lo llevaban a determinar que no se debe invertir en pertenencias o propiedades. Se debe invertir en educación, porque es algo que siempre puedes llevar contigo y que nadie te puede arrebatar.

Después de esta conversación no había cambiado nada sobre nuestra economía, sobre lo que nos gustaba y lo que no, no había cambiado nada del núcleo de nuestras personalidades. Pero entendernos mutuamente nos ofreció un camino por donde ir hacia adelante. Al final, ambos conseguimos lo que queríamos llegando a un acuerdo: John apoyó la compra de una pequeña cabaña en la isla y Julie aceptó tener una cocina *kosher* en casa (que era importante para John).

Te vamos a desvelar el final: no hemos vendido la cabaña. Esta discusión nos condujo a una nueva trayectoria y ahora vivimos en la isla la mayor parte del año. Pero también nos hizo llegar a una gran idea que fue un descubrimiento enorme en nuestro trabajo con parejas. Etiquetamos este ejercicio como *sueños dentro del conflicto*. Es la idea de que la mayor parte de nuestras disputas no tratan realmente de lo que parece que tratan, sino que hay algo más profundo que se oculta detrás de nuestras posiciones en el conflicto. Cuando una pareja tiene un problema que la paraliza y es imposible progresar, o ni siquiera hablar del tema, a menudo hay un sueño de vida no cumplido o incluso desconocido que acecha por debajo de la superficie. En nuestro caso, pasamos tanto tiempo discutiendo si nos podíamos permitir la cabaña o no que pasaron años antes de plantearnos al fin la pregunta real que necesitábamos responder: «¿Cuál es tu sueño y cuál es tu pesadilla sobre este tema?».

Cuando trasladamos la idea al laboratorio y a los talleres de parejas, nos dimos cuenta de que esta manera de enfocar el conflicto (pensando y hablando de los sueños de cada uno) producía grandes avances en un 87 % de los casos, incluso en parejas que estaban al límite.[1] Algunas de las parejas que vinieron al taller ya estaban divorciadas, pero lo estaban volviendo a intentar. Incluso funcionó con muchas de ellas.

¿Qué pudimos concluir? Que, al final, la mayoría de los conflictos no se deben a la personalidad, o a quién le tocaba lavar los platos, o a cuánto dinero tenemos (o no) en el banco. Giran en torno a los sueños, a los valores, al significado, a la historia, incluso a la historia multigeneracional. Y por eso importan los mapas del amor. Por eso importan las preguntas.

Cuanto más detallado sea el mapa que tengan del paisaje interior de cada uno, mejor entenderán no solo las ideas de futuro de su pareja, sino también su pasado y cómo la moldeó. En nuestro caso, teníamos algunas lagunas bastante grandes en nuestros mapas del amor. Cuanto más completos estén, mejor entenderás de dónde viene tu pareja. Nosotros utilizamos esta expresión constantemente y es fascinante cómo describe a la perfección el hecho de conocer a alguien y que ese alguien te conozca a ti. Ambos tuvieron una vida entera antes de conocerse. Los dos vienen de un «país» único, lleno de historia, dolor y felicidad, con detalles y matices infinitos. Tú vienes de uno y tu pareja de otro. Cuando quieres hacer un mapa del «lugar» de donde viene tu pareja, tienes que ser consciente de que este «mapeo» nunca se acabará, es un proyecto que dura toda la vida en el que aprendes quién es tu pareja y cómo puede haber ido cambiando con el tiempo. Y te prometemos que si te acercas a tu pareja con curiosidad, nunca dejarás de descubrir nuevos detalles. Incluso después de una vida entera juntos, seguirán saliendo nuevas historias de abajo de las piedras.

Practica la topografía, haz un mapa

William y Marianne llevaban años viviendo en la isla Orcas, en el estado de Washington. Igual que muchas personas en la isla, se mudaron allí para vivir una vida diferente, más sencilla y sostenible, para utilizar solo lo que necesitaban, para pasar con lo que tenían. No tienen mucho, pero parece que no les importa: cultivan la mayor parte de su comida en el huerto y a Marianne la enorgullece arreglar muebles y trastes dañados. Ellos mismos construyeron la casa en la que viven. Sus hábitos diarios son rutinas familiares gastadas ya de tanto usarlas; se llevan bien, pero a veces les preocupa que las cosas se estén volviendo aburridas.

Con la comodidad y la facilidad del amor maduro quizá extrañemos la frescura y la emoción del amor nuevo. Es posible que pensemos que ya no nos queda nada nuevo que explorar de nuestra pareja. Pero el paisaje que llevamos dentro, y el que lleva dentro nuestra pareja, está cambiando constantemente. Y, además, quizá haya mucho que aún no hayamos descubierto, incluso después de haber compartido décadas con alguien. ¿Qué sucede cuando empezamos a plantear grandes preguntas de nuevo? ¡Sorpresa!

William y Marianne llevaban años con el horno descompuesto. Era una de esas cosas que Marianne quiso arreglar, pero no lo consiguó. Además, con utilizar las hornillas que hay encima le parecía bien. Se pasaron... quince años con el horno descompuesto.

Luego llegó la pandemia de COVID-19 y, como todo el mundo, William y Marianne tuvieron que quedarse encerrados en casa, buscando maneras de ocupar el tiempo. Un día, Marianne le preguntó a William qué le gustaría hacer.

«Lo que me encantaría hacer es hornear algo, y no podemos —dijo—. ¿No podríamos arreglar el horno? ¡Tengo muchas ganas de hornear!».

Marianne se quedó sin palabras: William no había mostrado nunca ningún tipo de interés en hornear en todos esos años. «Bueno —respondió—, está bien, si realmente te gustaría».

Ella dejó de lado el orgullo de ser la que lo arregla todo y llamaron a alguien para que viniera a revisar el horno. Se trató de un arreglo muy sencillo. Y William resultó ser un pastelero de primera. Empezó a preparar preciosas hogazas de centeno y de masa madre, todo tipo de pasteles, galletas y panqués. Una delicia. Ahora trabajan juntos en proyectos relacionados con la pastelería y William explica cómo aprendió a hacer pan y por qué le encanta: surgieron todo tipo de recuerdos de infancia de los que Marianne no había oído hablar nunca. Confesó que siempre había soñado con abrir una pastelería, algún día.

Fue una actividad maravillosa para ellos: pasan tiempo juntos, se divierten, vuelven a hablar del futuro. Y, durante todos esos años, ella no tenía ni idea.

Este es tu objetivo de hoy y para el resto de la semana: practica la topografía. Crea mapas del amor. Plantéatelo como un trabajo: vas a salir a explorar ese paisaje que crees que conoces y vas a indagar a fondo. ¿Qué cambió? ¿Dónde están los puntos ciegos de conocimiento del mundo interior de tu pareja?

Después de treinta y cuatro años de matrimonio, John sigue haciéndolo cada día con Julie. Siempre se pregunta: «¿Qué le estará pasando por la cabeza? ¿Con qué tiene que enfrentarse hoy? ¿Qué le preocupa? ¿Qué tiene ganas de hacer? ¿Qué hay de nuevo en nuestras vidas (nuevas amistades, una nueva rutina, la posibilidad de ser abuelos...) sobre lo que podría preguntar para saber lo que piensa al respecto? ¿Qué sé de ella en estos momentos y qué no sé de ella?».

Dicho de otra forma: «¿Qué me estoy perdiendo?».

A menudo, cuando empiezas a explorar, no solo encuentras la información que estabas buscando, sino que aparecen también cosas inesperadas. El mapa del amor se convierte en un mapa del tesoro.

LA PRÁCTICA DE HOY

FORMULA UNA «GRAN» PREGUNTA

La tarea de hoy: plantéale a tu pareja una gran pregunta y a ver dónde los lleva. Una gran pregunta es una pregunta abierta. No se puede responder con un «sí» o con un «no». No hay una respuesta correcta, hay muchas, y tu labor topográfica consiste en seguir a tu pareja vaya adonde vaya.

Una gran pregunta no tiene por qué ser seria o trascendental, ni tiene que abordar el sentido de la vida (¡aunque podría!). Aquí tienes algunas ideas:

- ¿Hay un deseo que no hayas podido cumplir en tu vida?
- ¿Qué legado quieres que nuestros hijos se lleven de tu familia?
- ¿Cómo has cambiado en el último año?
- ¿Qué sueños tienes actualmente?

Una gran pregunta también puede ser divertida, liviana o absurda:

- Si pudieras convertirte en cualquier animal durante veinticuatro horas, ¿qué animal elegirías y por qué?
- Si pudieras diseñar nuestra casa perfecta, ¿qué aspecto tendría?
- Si mañana te pudieras despertar con tres habilidades nuevas, ¿cuáles serían?

Utiliza alguna de estas preguntas o invéntate una. Simplemente, asegúrate de que es una pregunta abierta y de que es algo divertido sobre lo que hablar y en lo que pensar. No tienes por qué adentrarte en temas más difíciles o conflictivos. Te sorprenderá adónde te llevan algunas de estas preguntas.

He aquí una de nuestras preguntas preferidas, que queda de maravilla tanto si acabas de conocer a una persona como si llevan cincuenta años juntos...

¿Cuáles son las cinco películas que crees que te han cambiado la vida?

Una pareja con la que trabajamos empezó con esta pregunta. El marido se la planteó a la mujer con la que llevaba dos décadas casado y no llegaron más allá de la primera película en la lista: *Singles*, el clásico de 1992 ambientado en Seattle acerca de un grupo de veinteañeros que hacían música, trabajaban en cafeterías, iniciaban sus trayectorias profesionales y tenían amores caóticos. Ella confesó que ver esa película de joven hizo que se le metiera la idea de que, algún día, ella también sería una veinteañera que vivía en Seattle y trabajaba en una cafetería. Cuando acabó la universidad, esto fue justo lo que hizo, y allí fue donde conoció a su marido que, con una sonrisa, entabló una conversación con ella sobre el ruido estridente del vaporizador mientras le preparaba un café con leche. Su vida juntos se debía a esa película y ella se quedó boquiabierta al saber que él no la había visto nunca. La vieron de inmediato y se pasaron toda la noche hablando de las vidas que imaginaron que tendrían cuando llegaron a la ciudad años atrás, de cómo su vida actual se parecía a esa que imaginaron y también de cómo distaba. Hablaron de cómo se habían ido alejando paulatinamente de sus sueños y de cómo podían volver a encauzarlos.

Formula una gran pregunta y a ver adónde te lleva.

Puntos extra: haz que siga la conversación

Anima a tu pareja para que te cuente más. Haz afirmaciones exploratorias. Expresa interés y curiosidad. No tienes por qué tener una respuesta para todo ni debes resolver los problemas. De hecho, intenta resistirte a resolver problemas. Este es otro tipo de conversación y no es el objetivo de hoy. Hacer mapas del amor consiste en escuchar, en aprender algo nuevo sobre la persona a la que quieres, en dejarte sorprender. Si sientes que te llega el instinto de resolver problemas, o de rebatir algo que esté diciendo, apártalo mentalmente. Repítete: «Ahora no; podemos hablar de eso más tarde».

Estas son algunas expresiones fáciles para no perder el impulso de la conversación:

- «Cuéntame más sobre...».
- «Cuéntame esa historia».
- «¿Cómo te sentiste cuando te pasó eso?».
- «Sigue».

Resolución de problemas

Quieres empezar a plantear «grandes preguntas» a tu pareja y que ella te las plantee a ti. Pero quizá te parece difícil o no sabes por dónde empezar. Aquí tienes algunas recomendaciones, por si te está costando arrancar:

- **¿En qué punto de la relación están?** Si se acaban de conocer, no preguntes algo demasiado personal. La persona a la que acabas de conocer quizá no esté preparada para entablar conversaciones sobre sueños y deseos de vida íntimos. No quieras correr, justo están empezando a mapear el terreno. Con el tiempo irás llenando detalles, especialmente si haceros preguntas constantemente se convierte en un hábito para intentar llenar los huecos de conocimiento.

- **¿Cuánto tiempo tienen?** Cuanto más profunda sea la pregunta, más tiempo necesitarán para hablar del tema. No preguntes a tu pareja por recuerdos dolorosos de su infancia justo antes de que lleguen invitados para cenar. Elige una pregunta adecuada. Durante la cena es un momento ideal y puedes ampliar la convocatoria para incluir a sus hijos o padres, u otros familiares y amistades. La pregunta «si pudieras tener cualquier habilidad o talento por arte de magia, ¿qué elegirías y por qué?» apela a todo el mundo entre los cuatro y los cien años.

- **Vayan de excursión.** Si notas que están un poco oxidados para este estilo de comunicación (tal vez haga bastante tiempo que no se plantean este tipo de cuestiones), invita a tu pareja a caminar. No se queden sentados, con los ojos de la otra persona clavados. ¡Caminando pueden quitarse de encima el polvo y la incomodidad! En cierto modo, mover el cuerpo ayuda a engrasar los engranajes. Y también puedes aprovechar cualquier momento pequeño en el que están haciendo algo juntos (doblar la ropa, cocinar o limpiar el garaje).

- **Conviértelo en un juego.** Descarga nuestra aplicación gratuita Gottman Card Decks, que está llena de «barajas de cartas» repletas de preguntas e ideas inspiradas en los juegos reales que utilizamos en nuestros talleres con parejas. Encuentra la baraja llamada Open Ended Questions *[Preguntas abiertas]*. Por turnos, vayan girando las cartas y eligiendo una pregunta para que responda la otra persona. A veces es difícil encontrar el momento perfecto, natural y orgánico para plantear una gran pregunta. Así que prueba con la espontánea salida «¡vamos a jugar!».

- **Elabora un modelo.** Si a tu pareja le cuesta entrar en la dinámica de las preguntas que formulas, ofrécele información tuya para allanar el camino. «Si pudieras tener una segunda trayectoria profesional de cualquier tipo, ¿qué te imaginas haciendo?». La respondes tú primero: «Desde la pandemia, si tuviera que volver a empezar de cero, trabajaría en el campo de la epidemiología. Me encantaría dedicarme a eso. Antes me interesaba mucho la ciencia, pero pensé que no se me daba bien y nunca perseguí ese objetivo. Me parece algo fascinante y una manera maravillosa de contribuir. En fin, ¿y tú?». Enséñale cómo proseguir con el tipo de conversación que quieres tener; para la otra persona será más fácil.

DÍA 3

DI «GRACIAS»

Cada pareja es única, con sus desafíos, cargada con las historias pasadas de ambos, con sus propias personalidades, deseos, estilos de comunicación, etcétera. Y, por si fuera poco, el mundo nos añade más presión: presión económica, exigencias laborales y familiares, discriminación... Cada pareja que entra por la puerta de nuestro consultorio es una combinación original y única, una mezcla de todos estos factores y fuerzas: no hay ninguna otra pareja igual en el mundo. Uno de los increíbles privilegios de haber trabajado con tantas parejas de tantos lugares distintos es que somos capaces de ver los puntos que coinciden en los que todos somos iguales. Y uno de los mayores puntos de coincidencia es este: todos queremos que nos valoren. Que se reconozcan nuestros esfuerzos. Todos queremos ser visibles.

Llevamos anteojeras, como los caballos

Noah y Melissa, una pareja de casi cuarenta años, habían triunfado en muchos aspectos. Dos profesionales consumados, excelentes en sus campos de trabajo. Se habían pasado diez años trabajando semanas de cien horas, lanzando y dirigiendo su propia empresa. Habían construido una casa juntos. Tuvieron un bebé. Ahora el bebé ya caminaba y después de una larga espera estaban a punto de adoptar a otro hijo. Buscando un cambio en su estilo de vida, vendieron la empresa y la casa que se habían construido; se compraron un nuevo hogar e intentaron bajar el ritmo. Pero tal y como lo describían ellos, vivían «en una rutina de encontrar cosas que hacer». Se lanzaron a renovar la casa nueva; Melissa empezó a escribir un libro. Estaban más ocupados que nunca.

Eran ambiciosos y listos, estaban motivados y trabajaban duro. Y estaban agotados. Diez años de horas extras, de ser padres, de tener compromisos a todas horas los habían dejado saturados y abrumados. Tenían tantos proyectos y qué hacer entre manos que estaban desbordados. Y ambos sentían que llevaban todo el peso de la responsabilidad encima. Cuando miraban a su alrededor, lo único que veían era todo aquello que no estaba hecho, todo aquello que la otra persona no estaba haciendo. Los recibos más recientes sin pagar, el cableado eléctrico del lavabo nuevo aún sin acabar, la lista interminable de tareas de los niños que alguien tenía que hacer (citas médicas, zapatos nuevos, más pañales...). Estaban sumergidos en una vorágine de trabajo, vida y crianza, y las listas de tareas pendientes parecían cada vez más largas. Ambos tenían la sensación de estar trabajando lo más duro que podían y, sin embargo, seguían sin llegar a todo. Era fácil mirar a la otra persona y ver (según ellos) todo aquello a lo que no estaba llegando.

Melissa tenía una manera objetiva y analítica de señalar todas las fallas de Noah: tendría que haber hecho x o y; tendría que haber sabido organizarse para z. Y Noah respondía de forma explosiva, se enojaba y se ponía a la defensiva. Sentía que, con sus críticas, Melissa lo acusaba y lo difamaba; se sentía atacado. Su reacción provocaba aún más críticas, y el círculo volvía a empezar y continuaba sin poder romperse.

La situación de Noah y Melissa no es inusual. En la actualidad las parejas trabajan tanto que se encuentran en vías paralelas, como trenes que avanzan en caminos separados y nunca se cruzan. Nos obcecamos tanto organizando lo que tenemos que hacer y luego haciéndolo que a menudo no nos damos cuenta de lo que hace la otra persona. Tenemos una visión estrecha que se limita a nuestras propias tareas y retos, a nuestras listas infinitas de quehaceres. Es demasiado. Efectivamente, es como si lleváramos anteojeras, como los caballos.

Durante mucho tiempo, en el campo de la terapia de parejas se dio por sentado que las parejas infelices no eran amables el uno con el otro a lo largo de un día típico; dicho de otra manera, que no hacían suficientes cosas positivas, como atender a las oportunidades de conexión, ayudarse, mostrar gestos de cariño, etcétera. Se les recetaban «días de positividad» en los que se les pedía que aumentaran los actos de bondad y entrega hacia la otra persona. Pero pronto tiraban esta táctica por la borda, no funcionaba. Resultó que, en general, las personas sí eran amables con su pareja, simplemente su pareja no se daba cuenta de que lo estaban siendo.

En 1980 dos investigadores, Elizabeth Robinson y Gail Price, hicieron un estudio en el que colocaron a dos observadores en la casa de la pareja, y cada uno observaba a un cónyuge.[1] La misión de estos observadores era buscar objetivamente los gestos positivos que la gente hacía por sus parejas. Mientras tanto, entrenaban a los cónyuges para que se observaran el uno al otro y llevaran un registro de los comportamientos «agradables» y «desagradables» de su pareja en una lista de observaciones.

Lo que descubrieron fue impresionante: los matrimonios infelices no veían el 50 % de las cosas positivas que hacía su pareja. No es que los matrimonios felices hicieran más cosas agradables o serviciales por su pareja que los matrimonios infelices. Simplemente, eran más buenos viendo lo que hacía su pareja.

Cuando observamos a nuestras parejas (y, de hecho, cuando observamos nuestra vida en general) tendemos a notar lo negativo en vez de lo positivo; lo negativo destaca como una luz de neón parpadeante. En parte, a causa de aspectos evolutivos del funcionamiento del cerebro humano, escaneamos por defecto en busca de problemas porque resolverlos nos ayudará a sobrevivir. También queremos creer que somos observadores objetivos del mundo, que la información que recolectamos no tiene sesgos. Pero la ciencia del cerebro nos dice lo contrario: si buscas problemas, esto es lo que ves. Las conexiones de nuestro cerebro encargadas de la atención y del procesamiento, que filtran el mundo basándose en nuestras suposiciones y expectativas, se aseguran de que así sea.

El psicólogo Robert Weiss acuñó la expresión *anulación de sentimientos negativos* para describir lo que pasa cuando los sentimientos negativos sobre una relación son tan fuertes y habituales que tiñen negativamente los momentos positivos que suceden delante tuyo.[2] Cuando tienes una perspectiva negativa, ves a tu pareja y sus acciones a través de un prisma deformado. No ves las cosas con claridad porque no lo estás observando todo. Te centras en lo negativo, te pierdes lo positivo, e incluso los eventos y las interacciones neutras se tiñen con interpretaciones negativas.

Plantéate si los siguientes ejemplos describen alguna vez tu comportamiento:

1. **Solo ves lo que tu pareja hizo mal.** Imagínate que sigues a tu pareja por la casa todo el día, observando, catalogando y registrando todo lo que hace mal o, por lo menos, aquello que no hace bien. No se te pasa nada. Estás creando una lista de todo lo que demuestra que tu pareja no está a la altura y que te está fallando. Dejas

de darle el beneficio de la duda. Cuando ves un montón de platos en el fregadero, no piensas: «Bueno, tuvo una reunión tras otra por Zoom y no tuvo tiempo», sino que piensas: «No le importa nuestro hogar tanto como a mí».

2. **No le dices a tu pareja lo que necesitas o deseas.** Tienes la sensación de que lo que necesitas que haga es tan obvio que no deberías tener que decírselo o pedírselo. Piensas: «Sabe que se tiene que hacer esto y simplemente lo ignora» o «Sabe que esto es importante para mí y le importa un bledo». Y cuando no se apura y no hace las cosas como tú quieres, le echas la culpa por no hacerlo.

3. **Pides a tu pareja lo que quieres o necesitas, pero cuando no lo hace como tú lo harías, la criticas.** Tu objetivo tiene sentido: ¡quieres que las cosas se hagan, y que se hagan bien! Quieres que lave la ropa..., pero no que te encoja los suéteres. Te gustaría que preparara la cena de vez en cuando..., pero no que cocine de más el cordero tan caro que compraste. Delegas en tu pareja una tarea que está dispuesta a hacer por ti, pero luego quieres controlar cómo lo hace. El resultado final no es que quiera hacerlo mejor la próxima vez, sino que no quiere volver a hacerlo nunca más porque odia que la controles. Y al final todo el mundo está amargado.

Una relación próspera requiere una cultura próspera de valoración dentro de la pareja, en la que seamos tan buenos notando todo lo que nuestra pareja hace bien como lo somos notando lo que hace mal. Es fácil caer en la trampa de ver solo lo que no está haciendo nuestra pareja. Desarrollamos una historia en la que nos consideramos la única persona que se está esforzando en la relación y empezamos a creer que es verdad. Cuando solo buscamos lo negativo, es muy fácil que solo encontremos eso.

Modificar este hábito mental que llevamos por defecto implica construir un hábito nuevo: buscar lo positivo. Si tu cultura de valoración está en declive o es inexistente, esta es la táctica más efectiva e inmediata para lograr su resurrección. Cambia tu configuración «por defecto» y busca lo que está bien en vez de lo que está mal.

Cambia el filtro

Una de las parejas con las que trabajamos pudo lograr un gran cambio en este aspecto y fue todo gracias al... *café*.

Cuando Joel y David nos vinieron a ver estaban en el bucle de defraudarse el uno al otro. Ambos sentían que no llegaban nunca a hacer suficiente para satisfacer al otro, por mucho que lo intentaran. Ambos declamaban una letanía de quejas sobre el otro. En general, cosas pequeñas, pero todos sabemos cómo las cositas pequeñas se van sumando, como la vajilla en el fregadero, tenedor sucio tras tenedor sucio. Ambos se sentían sobrecargados, como si estuvieran haciéndolo todo. Ambos estaban resentidos.

Un día llegaron a la sesión y se veían diferentes. El cambio en la energía que fluía entre ellos era palpable. Había una amabilidad y una proximidad nuevas, e incluso se sentaron más cerca el uno del otro en el sillón. Se veían relajados y más abiertos de lo normal; la sesión fue positiva y productiva.

Les preguntamos qué había cambiado.

Se miraron. Joel sonrió y se encogió de hombros. «Me dio las gracias por hacerle el café», dijo.

La semana anterior, Joel se había ido de viaje por trabajo. Tenía el hábito de despertarse temprano y preparar café. Lo dejaba a punto en la cafetera, bien calientito, cuando se iba a trabajar, para que cuando David (un noctámbulo consumado) se despertara, se encontrara un café recién preparado y calientito a punto para tomar. Joel lo había hecho desde hacía tanto tiempo (desde el inicio de su relación, antes de casarse) que se había convertido en una parte más de su trasfondo, algo que David dejó de notar hacía mucho tiempo. Pero cuando Joel se fue esa semana, David se despertó y se encontró una cocina silenciosa y una cafetera fría y vacía. Mientras molía los granos de café e intentaba manejar esa máquina que le resultaba tan desconocida, se dio cuenta de lo mucho que valoraba y cuanto dependía de ese pequeño acto diario de generosidad. Empezó a plantearse qué más estaba dando por sentado, qué más le estaba pasando desapercibido.

Por supuesto, un «gracias» no lo arregló todo por arte de magia. Pero lo que sí consiguió fue aflojar los filtros negativos. David lo explicaba así: «Cuando empecé a buscar lo que Joel estaba haciendo bien, lo encontré por todas partes. Está claro que siguen surgiendo un montón de problemas, pero hay tantas cosas positivas, que los problemas ya no me molestan».

Percibir lo positivo en vez de lo negativo es hacer funcionar el cerebro de una forma distinta: tienes que entrenarlo para que lo haga. Como en muchos otros aspectos, estamos preprogramados para buscar lo negativo por defecto. Así que no es tan fácil como encender un interruptor y decidir que a partir de ahora te fijarás en lo positivo. Al principio requerirá un poco de esfuerzo, como aprender a ir en bici. Pero te traemos buenas noticias: el cerebro humano tiene una neuroplasticidad increíble, lo que significa que puedes «renovar el cableado» de tu circuito neuronal practicando percibir lo positivo.

El neurocientífico Richard Davidson, fundador y director del Center for Healthy Minds, en la Universidad de Wisconsin-Madison, descubrió que en realidad la positividad se puede ver en un escaneo cerebral. El estudio utilizó el electroencefalograma (EEG), que detecta la actividad eléctrica en el cerebro mediante pequeños electrodos conectados a la cabeza. Cuando le pides a alguien que te describa un día cualquiera mientras se le realiza un EEG, aquellas personas con depresión tienen mucha más actividad en la zona frontal derecha del cerebro, que es donde procesamos el miedo, la tristeza y el asco, entre otras emociones que a menudo provocan que nos alejemos del mundo o evitemos las interacciones con los demás. Por su parte, en la parte frontal izquierda del cerebro es donde vemos las emociones que nos llevan a acercarnos a los demás y al mundo en general, como son el amor, el interés, la curiosidad e incluso la rabia (en realidad, la rabia es una emoción que hace que nos acerquemos porque hace que nos enfrentemos a los demás, no que nos alejemos). El cerebro «positivo» y el cerebro «negativo» no solo tienen aspectos distintos en un escaneo cerebral, sino que también funcionan de manera diferente: hay zonas y vías concretas que se activan eléctricamente. Cuando la gente está encasillada captando lo negativo del mundo, esto afecta a todo el procesamiento cerebral, dando forma a lo que percibe, a aquello a lo que presta atención y a cómo se siente: moldea la experiencia vital. No solo da forma a cómo ves el mundo que te rodea, sino que también tiene «efectos secundarios» que impactan en la salud mental e incluso en la salud física.[3] Davidson descubrió que la meditación consciente, también llamada *mindfulness* —la práctica de llevar la atención de vuelta al momento presente cada vez que se aleja de este—, puede invertir el hábito mental negativo, primero durante las sesiones de meditación y, más adelante, de forma permanente.[4]

En resumen: si te dedicas a buscar lo positivo en vez de localizar lo negativo (lamentablemente para la mayoría de nosotros, examinar lo negativo es el modo de operar por defecto de nuestro cerebro), cambias la funcionalidad de tu cerebro a nivel celular. Creas nuevas vías y activas nuevas sinapsis. Entrenas a tu cerebro para que perciba el mundo de otra forma, sin ese prisma negativo. Es bueno para tu cerebro, para tu cuerpo y para tu relación.

El poder de la perspectiva positiva

Hicimos un estudio con parejas que sufrían violencia doméstica para ver si el hecho de entrenar el cerebro en la positividad, junto con una mejor capacidad de autoconsuelo, podía suponer un cambio para ellas. Un pequeño apunte: cuando decimos que trabajamos con parejas que experimentan violencia doméstica no estamos hablando de violencia doméstica grave con una dinámica de víctima/maltratador. Trabajamos en el desarrollo de intervenciones para parejas que experimentan violencia doméstica de leve a moderada, en la que ambas personas pueden ponerse violentas durante un conflicto subido de tono, pero que no se infligen lesiones, y ambas personas quieren cambiar. Para este estudio desarrollamos un plan para personas que experimentaban altas cantidades de estrés: parejas que se hallaban en situación de pobreza y estaban atrapadas en un bucle de violencia durante los conflictos.

Para enseñarles lo que realmente pasaba en el cerebro y en el cuerpo, incorporamos un pequeño dispositivo de biorretroalimentación llamado emWave (hecho por HeartMath) que mide la variabilidad del ritmo cardiaco y muestra «zonas» en color para alertar a la gente acerca de su estado mental y físico. Las zonas rojas implicaban un estado de excitación máxima (¡y no el buen tipo de excitación!), de desbordamiento emocional y de propensión a un brote violento. Pero podían cambiar estas zonas a verdes si bajaban el ritmo de la respiración, inhalando y exhalando más lentamente, y también pensando en algo positivo que tuvieran en la vida que les hiciera sentir cariño y gratitud. La visualización de algo positivo era una poderosa táctica para liberar estrés, regular el ritmo cardiaco y mantenerse en la zona verde.

Las parejas salían dos veces por semana con facilitadores, utilizando los dispositivos de biorretroalimentación durante cinco minutos, a la vez que practicaban ejercicios de respiración y pensamiento positivo. Al final del estudio de veinte semanas, e incluso un año y medio más tarde, vimos que se había reducido la hostilidad, había mejorado la relación de amistad y había una mayor pasión y romanticismo en las parejas.[5] Habíamos eliminado la violencia doméstica y cambiado por completo su psicología durante los conflictos, de modo que las personas podían mantener la calma incluso si estaban en desacuerdo. La perspectiva positiva es algo poderoso: ha ayudado a cambiar relaciones de parejas extremadamente complicadas, lo que significa que puede ser una potente técnica para todos nosotros.

¡Reeduca el cerebro!

Cuando empezamos a trabajar con Noah y Melissa, estaba claro que tenían el filtro negativo puesto. Se pasaban el día encontrándose defectos mutuamente. Así que lo primero que hicimos fue ponerles un alto a las críticas: ¡desde aquel momento y en adelante estaban prohibidas! No se permitía ningún comentario crítico. Se lo planteamos de la siguiente forma: «Su cerebro irá encontrando cosas negativas. No permitan que las palabras que les llegan al cerebro bajen y salgan por la boca. Simplemente, dejen que caigan sin pronunciarlas, como si fueran arena».

El siguiente paso que les pedimos fue que se espiaran mutuamente. Que observaran a la otra persona con ojo de halcón todo el día y se fijaran en lo que estaba haciendo bien. Simplemente observar, sin ninguna intervención ni ningún comentario, a ver qué averiguaban.

Melisa descubrió que Noah estaba haciendo muchísimas tareas por ella, por su familia y por su hogar. Para empezar, bañaba a la niña cada día y ella se dio cuenta por primera vez de cuánto tiempo y esfuerzo le dedicaba, de lo adorable que era con su hija y de lo bien que estaba con ella. También hacía buena parte de los mandados y de las tareas del hogar a fin de dejarle más tiempo a ella para que escribiera su libro. Ella estaba nerviosa con el proyecto y se sentía presionada, y él la animaba mucho y le ofrecía apoyo emocional. Se sorprendió al ver lo mucho que él la apoyaba. Notó cómo el peso que cargaba en los hombros pesaba menos, aunque su lista de quehaceres seguía siendo igual de larga. Se sentía diferente ahora que sabía lo mucho con lo que también cargaba Noah.

Cuando la ayudamos a reconocer todo lo bueno que estaba haciendo él, empezó a decir «gracias por hacerlo» todo el tiempo. Le salía solo en cuanto comenzó a ver sus esfuerzos. Se sentía conmovida y agradecida, y lo decía en voz alta. ¿Y Noah? Se derritió por completo. Si antes era un cactus con espinas, ahora era un charco de gelatina caliente. Su actitud defensiva, combativa y resentida se disipó. Su espiral de negatividad, que bajaba en picada, se invirtió ante nuestros ojos: ella emanaba tanta calidez que le resultó fácil corresponderle y agradecerle todo lo que estaba haciendo, incluso con el proyecto del libro que le exigía tanto tiempo. El círculo del refuerzo positivo y de la valoración del otro fue como una corriente de aire ascendente que los hacía volar cada vez más alto.

Durante la pandemia del coronavirus vimos a muchas parejas en apuros a causa del filtro negativo. Los profesionales de la salud mental declararon que se había producido un pico en los índices de depresión. Las restricciones se convirtieron en una especie de prueba en la que se nos ponía a todos bajo cantidades atípicamente elevadas de estrés y presión mientras unas fuerzas externas que no podíamos controlar nos obligaban a quedarnos juntos, en casa, enjaulados las veinticuatro horas del día. Cuando de repente te pasas todo el día, cada día, con una misma persona, empiezas a notar muchas cosas que tu pareja hace de forma diferente a como las harías tú; sus prioridades no están alineadas con las tuyas. Ver cómo tu pareja pasa al lado de un montón de ropa sucia para irse a preparar la comida cuando tú llevas toda la mañana limpiando puede poner a prueba la paciencia de un santo. Pero volvamos a esa verdad fundamental: en el fondo, somos animales sociales. Y los animales sociales prosperan mejor cuando intentan sobrevivir al estrés cooperando, en vez de desmoronarse y adquirir una mentalidad de «cada uno por su cuenta». Cuanto más podamos interactuar de forma positiva (incluso si a veces nos parece un poco excesivo) más fácil será atravesar e incluso prosperar en tiempos revueltos. Fijarse en lo que tu pareja hace bien es un pequeño ajuste mental que, con el tiempo, no solo cambiará los patrones de procesamiento de tu cerebro, sino que también se convertirá en un potente antídoto para los romperrelaciones, a los que llamamos los *cuatro jinetes del Apocalipsis*, que llegan galopando cuando no construimos una cultura sólida de la gratitud: las críticas, el desprecio, la actitud defensiva y las evasivas.

Lo que podemos hacer para echar a los cuatro jinetes (o para evitar que ni siquiera lleguen) es hacer que lo invisible sea visible. Encontrar lo bueno que ha estado oculto e ignorado, observarlo y valorarlo. Además, también podemos dirigir este prisma hacia nosotros. Pregúntate: «Cuando siento cariño o agradecimiento hacia mi pareja, ¿lo expreso? ¿Se lo comunico o doy por sentado que ya lo sabe?».

En vez de mantener esos pensamientos y sentimientos en silencio, estableceremos un nuevo hábito que consiste en formularlos en voz alta. Si lo sientes, dilo. Cuando se introduce este hábito, es increíble lo rápido que puede mejorar o sanar la dinámica entre tu pareja y tú. Una pareja con la que trabajamos hace poco, Tony y Sunny, se encontraba en una situación especialmente complicada: el marido, Tony, cuidaba de su hija con su exmujer, Jennifer. Lamentablemente, la relación que Tony tenía con su exmujer era muy tóxica. Se había vuelto muy difícil lidiar con los matices de la crianza de la hija que tenían en común. Había mucho estrés, y Tony y Sunny se pasaban el día discutiendo sobre cómo abordar cualquier interacción o problema con Jennifer. Tenían la sensación de ser el blanco de Jennifer, que los atacaba desde fuera, como si estuviera inyectando estrés y trauma en su matrimonio de manera intencional. Pero, en realidad, Tony y Sunny estaban tan concentrados en el estrés y en la crisis que también se centraban en todo lo negativo que hacía el otro, y esto agrandaba aún más su estrés. Ya no se mostraban cariño. Ya no veían lo positivo. Además, se estaban criticando constantemente el uno al otro. Cuando Tony tenía un problema con Jennifer, tenía la sensación de que no lo podía hablar con Sunny porque ella le daría la vuelta y lo escucharía como si fuera un ataque. El filtro negativo era tan dominante que cuando vimos a Tony y a Sunny, su actitud era «pero ¿por qué mantenemos esta relación? ¿Con qué motivo?».

¿Cuál fue nuestra intervención? Cambiar el enfoque. Aceptar que el estrés y las dificultades con Jennifer serían inevitables y que no podían hacer nada al respecto. En vez de eso, debían centrarse en crear un espacio propio en su hogar y hacer que su matrimonio fuera saludable y apoyarse mutuamente. Les dimos una misión a cada uno. El objetivo de Tony era hacer que la semana de Sunny fuera positiva. Sunny tenía que centrarse en valorar los esfuerzos de Tony.

De repente, al cambiar el enfoque, fueron capaces de ver lo maravillosa que era su pareja y lo mucho que hacían ambos. Fueron capaces de resolver problemas juntos y de lidiar con Jennifer y con la custodia compartida de la hija sin dejar que esa toxicidad se metiera en su propia relación y los dividiera. Realmente, fue impresionante. En nuestras sesiones en sí solo pudimos ayudarles mínimamente. Lo consiguieron ellos, en casa, ejerciendo esta estrategia de gratitud mutua. Se convirtieron en unos genios protegiendo su relación de ese bombardeo de negatividad. Hicieron que su relación fuera a prueba de balas.

LA PRÁCTICA DE HOY

¡DI GRACIAS!

Cuando somos niños, una de las primeras cosas que nos enseñan es a dar las gracias para mostrar gratitud cuando alguien hace algo amable o se complica la vida por nosotros. Seguramente lo dices automáticamente, casi sin pensarlo, todo el día: a tus compañeros de trabajo, a la persona que te atiende en el supermercado, a la que te detiene la puerta. Pero en nuestras relaciones más íntimas podemos olvidar lo importante que llega a ser dar las gracias.

Tu pareja quiere saber que te complació. Que sigues valorando sus esfuerzos (por muy imperfectos que puedan ser a veces). Que no das por sentada su presencia ni es invisible. A David y Joel, dar las gracias les sirvió para romper el hielo y les abrió un nuevo camino hacia delante. Melissa y Noah se dieron cuenta de que en cuanto uno de los dos empezó el ciclo de la gratitud, a la otra persona le resultó muy fácil subirse al carro y fortalecerlo. He aquí tus tareas para hoy...

Primer paso: pon en práctica la antropología

Para lo que queda de día (o mañana, si estás leyendo esto en la noche), tienes la misión de ser un espía. Olvídate de tu lista de quehaceres. Libérate unas horas de trabajo (o llama y di que no estás bien, ¡nosotros te firmaremos la incapacidad médica!). Si te resulta imposible, saca el tiempo que puedas para estar cerca de tu pareja y contemplar lo que hace en su día a día. Para entrenar la mente, tienes que eliminar todas las distracciones (por lo menos durante unas horas) y simplemente observar.

No le quites el ojo de encima a tu pareja siempre que puedas. Síguela. Anota todo lo que hace, ¡especialmente las cosas positivas! No escribas lo negativo (como que ignoró recoger un montón de papeles, tal como le pediste). En vez de eso anota que trabajó intensamente toda la mañana con mucha concentración y logró avanzar mucho, o que lavó los platos del desayuno, o que respondió muchas llamadas, que recogió los juguetes que estaban esparcidos por la sala, que te ofreció café cuando se iba a hacer uno. Fíjate en los pasos que requieren las tareas que durante tanto tiempo han sido su responsabilidad porque quizá no te des cuenta de lo que conllevan. Por ejemplo, una pareja con la que trabajamos probó este ejercicio y el cónyuge que hacía de «antropólogo» ese día se sorprendió al ver la cantidad de pasos que tenían que hacer para que su hijo estuviera listo para ir a la escuela: despertarlo, vestirlo, convencerlo de que se pusiera los zapatos, amarrarle las agujetas de los zapatos, prepararle la mochila, el lunch, ponerle la chamarra y los guantes... No se había dado cuenta de que esta tarea fuera tan exigente y, de repente, valoró mucho más los esfuerzos que hacía su mujer cada mañana.

No tienes por qué esconder el hecho de que estás espiando, no tiene por qué ser *Misión imposible*. Puedes decirle a tu pareja que la estás observando para captar mejor su día a día y todo lo que hace. Su comportamiento no cambiará mucho por saber que la estás observando. Si van a hacerlo juntos, se pueden ir turnando: tú observas durante un rato y luego se cambian los papeles. Busca aquello que quizá no se vea fácilmente porque se enciman sus horarios o por distracciones. Utiliza rayos X para ver todo lo que hace tu pareja, por muy pequeño y rutinario que parezca. Y mira más allá de los aspectos básicos de las tareas o de los mandados. Observa cómo tu pareja transmite amor cuando interactúa con los niños y con otras personas. Las listas de actividades por hacer en la vida son larguísimas e interminables, y se llenan solas automáticamente cada día. Siempre habrá algo más que hacer, algo que no se ha hecho. ¿Tu pareja se pasa tiempo interactuando con los niños, hablando por teléfono con sus padres, que ya son mayores, ofreciendo apoyo a sus compañeros, conectando con los amigos? Fíjate en cómo muestra amabilidad, generosidad y apoyo, y en cómo invierte en las relaciones. Este es un tiempo bien invertido.

Segundo paso: di «gracias»

Di «gracias» por algo rutinario. Si no pudiste observar a tu pareja de cerca, tendrás muchas oportunidades para hacerlo. Dale las gracias por algo que esté haciendo bien, por muy pequeño que sea, aunque lo haga cada día. De hecho, ¡especialmente si es algo pequeño que hace cada día! Pero no te limites a decir «eh, gracias». Expresa por qué esa pequeñez es tan importante para ti: «Gracias por prepararme el desayuno cada mañana. Me encanta despertarme con el olor a café y oírte pasando el rato en la cocina. Esto hace que empiece el día con el pie derecho».

La gratitud es algo bueno para tu salud y para tu relación. Con un «gracias», empiezas a construir (o fortaleces) tu cultura de la gratitud. Es una de las principales habilidades que utilizan los genios del amor y la longevidad.

Resolución de problemas

Si no tienes tiempo...

Si no puedes hacer un espacio en el trabajo o conseguir unas horas, no te preocupes, porque aún puedes recolectar mucha información sobre tu pareja utilizando otras tácticas.

Inviertan los papeles. Si siempre eres tú quien lleva a los niños a la escuela, que hoy lo haga tu pareja. Si tú nunca haces la cena, hazla esta noche. Incluso pueden hacer una lista rápida de todo lo que hacen cada uno y luego elegir un par de cosas y cambiarse los papeles. A ver cómo se sienten cuando se ponen en el lugar del otro.

Obsérvense el uno al otro durante una comida. Las comidas son un buen punto de encuentro durante el día para observaros mutuamente. Fíjate en lo que hace tu pareja antes, durante y después de cada comida, tanto si es la preparación, la limpieza posterior o tareas que tengan que ver con la casa, los niños, los pagos y demás. John siempre nota lo mucho que hace Julie entre que acaba de desayunar y se va a trabajar. Mientras él está acabando de desayunar, ella barre el patio, riega las plantas, da comida a los pájaros. Cualquier comida que compartan durante un día ajetreado puede ser un buen momento de concentración para «espiar» a tu pareja.

Si te está costando salir de la perspectiva negativa...

Analiza tu pasado. A veces, las personas que tuvieron malos cuidadores mezclan lo que hicieron estos con lo que hace ahora su pareja. Sin quererlo, proyectan estos sentimientos en su pareja, como si hubiera por ahí un fantasma del pasado, estorbando.

¿Qué se puede hacer? Intenta separar los sentimientos negativos de las relaciones pasadas estando presente aquí y ahora. Procura darte cuenta de si estás viajando al pasado mentalmente, haciendo suposiciones y resucitando sentimientos antiguos. Antes mencionamos el *mindfulness* como una manera de «cambiar» el cerebro. Esta práctica te podría ayudar en este caso. Céntrate en ese momento concreto, en esa persona concreta, en lo que puedes observar de manera tangible. Pregúntate: «¿Ya tenía estos sentimientos negativos antes de que empezara esta relación? ¿Con quién? ¿Qué me provocó estos sentimientos?». Identificar, dar nombre y encontrar el origen de este tipo de pensamientos negativos y sentimientos te puede ayudar a soltarlos.

Si tienes la sensación de que tú ves lo positivo, pero tu pareja no...

Recuerda: con este ejercicio estás cambiando tu mente y tus hábitos mentales. No estás cambiando a tu pareja. Al fin y al cabo, no puedes controlar la manera en que piensa y siente. Pero cambiar cómo percibes el mundo es algo poderoso. Estás alterando el ciclo de negatividad, estás negándote a avivarlo o alimentarlo para que continúe. Y eso es muy importante.

Si sigues teniendo sentimientos negativos dominantes...

Es posible que estés luchando contra la depresión. Las personas que sufren depresión tienen una montaña de pensamientos y sentimientos negativos generados por su cerebro, no solo sobre ellas mismas, sino también sobre los demás. Para ellas es extremadamente difícil salir del pozo y captar los pensamientos y sentimientos positivos sobre su mundo y sobre las personas que lo habitan. Si realmente te está costando encontrar una perspectiva positiva, o te parece que a tu pareja le está costando hacerlo, quizá la verdadera batalla sea contra la depresión.

Se puede luchar contra la depresión con medicación y psicoterapia efectiva. Si crees que la depresión es quien dirige su relación, busca la opinión profesional de tu médico de cabecera, que seguramente te remitirá a un psiquiatra o psicoterapeuta formado especialmente para ayudarte. Y no te preocupes, no eres la única persona en esta situación. Los datos más recientes indican que por lo menos un 9.5 % de los norteamericanos experimentan algún tipo de depresión de forma regular;[6] sin embargo, durante la pandemia de COVID-19 esa cifra se triplicó y se disparó hasta un 32.8 %.[7] Al fin y al cabo, si estás sufriendo una depresión, ¿por qué quieres seguir pasándola mal si tienes ayuda efectiva a tu disposición? La asistencia profesional puede auxiliarte tanto a ti como a tu relación. No te arrepentirás de haber buscado ayuda.

HAZ UN CUMPLIDO DE VERDAD

Molly y Caroline se conocieron en la montaña. Acababan de salir de la universidad, eran jóvenes y estaban preparadas para la aventura. Ambas habían solicitado entrar en las AmeriCorps y habían acabado trabajando para el servicio forestal de Estados Unidos en el mismo equipo de senderos. Hacían excursiones por el Parque Nacional de las Cascadas del Norte, en el estado de Washington, cargando herramientas pesadas para desbrozar los árboles caídos y reconstruir senderos, e incluso dormían bajo el cielo estrellado cuando había visibilidad. Un día, en un sendero, Molly y Caroline acabaron trabajando codo con codo y entablaron una conversación. Fue un día duro de trabajo, pero las horas se esfumaron hablando de películas que a las dos les encantaban, de lugares adonde habían viajado, de lugares a los que querían ir, de sus pasados y de sus futuros imaginados. Fue una de esas conversaciones que empiezan con temas superficiales y divertidos, pero rápidamente se convierten en una conversación profunda.

Diez años más tarde, Molly y Caroline están casadas. Ya no trabajan en la montaña, amarrándose las agujetas de las botas de senderismo y cargando con motosierras. Sus trayectorias profesionales habían aterrizado en el activismo medioambiental. No cobraban mucho y los contratiempos podían llegar a ser devastadores, pero a ambas les encantaba lo que hacían. Hace unos años lograron comprarse una casa en el norte de Seattle, una encantadora cabaña de estilo Craftsman, de pequeñas dimensiones, en una colonia muy unida y por donde se podía salir a pasear, que estaba suficientemente cerca del centro, con lo que podían ir en bici a trabajar, y suficientemente cerca de las montañas, por lo que podían tomar el coche los fines de semana y hacer excursiones en un santiamén. Convirtieron su pequeño jardín en un huerto eficiente, construyendo bancales de cultivo elevados con lamas de cedro. Pero la ciudad cada vez es más cara y la presión económica les pesa mucho. Ya no viajan tanto como pensaban que viajarían (en realidad, casi no viajan). Han hablado de tener hijos, pero los gastos asociados son terriblemente altos. Molly cree que deberían abandonar la ciudad y mudarse a otra parte donde hubiera más naturaleza y la vida fuera más barata; ¡pueden encontrar nuevos trabajos y emprender una aventura totalmente nueva! Pero a Caroline le gusta su casa, su jardín, su vida. Le gusta su trabajo. Le gustan las cosas tal y como son.

Cuando empezamos a trabajar con ellas estaban bloqueadas en un círculo de comentarios resentidos y a la defensiva, y cada una protegía su propio territorio y evitaba lo que concebía como un ataque a sus propias necesidades y deseos. Y les daba la sensación de que todo era un ataque. Les resultaba imposible sacar un tema de debate sin que la conversación degenerara inmediatamente en una micro- guerra. Cuando Molly sacó el tema de tener un hijo en una de nuestras sesiones, Caroline se puso tensa al momento.

«Creo que eres insaciable —dijo—. Siempre quieres te- ner lo siguiente. ¿Por qué no puedes quedarte quieta? ¿Por qué? ¿Lo que tenemos no es suficiente para ti?».

«Pero si lo habíamos hablado, Caroline. Siempre había- mos dicho que tendríamos hijos cuando llegara el momento oportuno. Se nos pasará el tiempo. No puedes ir siempre arrastrándote y dar por sentado que yo te esperaré».

Estaban empezando a lanzarse el tipo de críticas que pueden corroer una relación, el tipo de críticas que deterio- ran el cariño y la amistad, como el óxido deteriora el metal. Pero si estaban en nuestro consultorio era por algo: querían luchar por su relación. Querían encontrar un camino hacia delante. Se habían enamorado trabajando codo con codo, desbrozando senderos por el monte, pero ahora eran inca- paces de forjar un pequeño sendero juntas.

Les formulamos una pregunta que es una de las pruebas de fuego más claras para una relación: «Cuéntennos cómo se conocieron».

Y así lo hicieron. Cada una contó una versión de su his- toria, y ambas la recordaban vívidamente. Relataron las noches que durmieron incómodas en terrenos rocosos, dándose la mano en secreto desde dos bolsas de dormir separadas, a oscuras. Incluso en medio de su conflicto, respondieron con facilidad a la pregunta: «¿Por qué te enamoraste de ella?».

Caroline dijo: «Ella era muy atrevida y aventurera. Siempre estaba liderando el grupo, guiándonos al próximo trabajo, abordando las tareas más complicadas. Estaba dispuesta a hacer cualquier cosa».

Y Molly: «Ella me escuchaba mucho cuando hablaba. Era muy atenta. Siempre era muy paciente y constante. Era como pisar tierra firme después de estar en el mar».

Resultaba fácil ver que, a pesar de los problemas que tenían ahora, había cualidades que ambas valoraban mucho y admiraban la una de la otra. Y eran capaces de acceder a esos sentimientos de cariño y admiración, los tenían en la punta de la lengua. Estaban pasando por un momento complicado con grandes decisiones al acecho, pero nosotros ya sabíamos que estarían bien.

Y no solo era una premonición: los datos que hemos recopilado de las tres mil parejas que hemos analizado en el Love Lab, algunas durante dos décadas, nos han demostrado que a las parejas que se mantienen felizmente unidas les resulta fácil nombrar cualidades específicas que les encantan y que valoran del otro. Tienen recuerdos vívidos de su pasado juntos. Cuando describen esa historia compartida, su narrativa es abrumadoramente positiva: enfatizan los buenos momentos y el lado positivo de la historia.[1]

Siempre hay conflictos en todas las relaciones, independientemente de lo sólido que sea un vínculo, independientemente de lo profunda que sea la intimidad alcanzada. Ahora sabemos que la mayoría de las dificultades a las que se enfrentan las parejas son problemas perpetuos que no tienen solución. No se pueden arreglar. Pero aquellas que cada día se toman el tiempo necesario para fijarse y tener presente lo que admiran de la persona a la que han elegido para soportar los reveses de la vida son las que triunfan a largo plazo. La admiración no es algo que simplemente pase. Es algo que haces. Admirar activamente a otra persona (valorarla no solo por lo que hace, sino por quién es) es como el aire que lleva dentro un bote salvavidas: flotas por encima de las olas, incluso cuando el mar se pone bravo.

¿Por qué te enamoraste de tu pareja?

Remóntate al principio, tanto si fue hace meses como si fue hace años o décadas. Recuerda el momento en el que se conocieron. El momento en el que pensaste «tengo ganas de conocer mejor a esta persona». El momento en el que decidiste que querías estar con esa persona a largo plazo y compartir la vida con ella. ¿Cuáles fueron las cualidades que te atrajeron al principio? ¿Qué te excitaba de esa persona? ¿Qué admirabas de ella? Cuando te imaginaste una vida con ella, ¿qué fue lo que valoraste? ¿Quién era para ti?

Podríamos llenar un libro entero con las historias que nos han contado a lo largo de estos años sobre los inicios de una relación.

«Fue el sonido de su risa desde el otro extremo del salón, que me llegó a pesar de la multitud que había en esa fiesta. Su alegría era contagiosa».

«Fue la manera en que hablaba a los niños antes de tener los nuestros. Sabía que quería que fuera el padre de mis hijos».

«Era muy auténtica y no tenía miedo de ser ella misma. Y, por supuesto, no le importaba lo que pensaran de ella».

«Era muy divertido hablar con él. Hablamos durante tanto tiempo en nuestra primera cita que tuvieron que corrernos del restaurante».

Pero si les preguntáramos a esas mismas personas sobre los defectos de sus parejas, seguramente podrían sacarnos una lista interminable de quejas (de hecho, muchos de los comentarios que acabas de leer son de personas que, igual que Molly y Caroline, llegaron a nuestro consultorio porque estaban pasando por un bache). Nadie es perfecto. Todos y cada uno de nosotros somos únicos, con buenas cualidades y..., bueno, de cualidades no tan buenas. Eso nos hace humanos. Y, sinceramente, es lo que hace que nos quieran. Nos queremos precisamente por nuestras idiosincrasias, no a pesar de ellas. Pero puede ser difícil recordarlo si vives con tu pareja, crian juntos a sus hijos y quizá incluso trabajan juntos (como nosotros, ¡que hemos estado trabajando juntos los últimos treinta y tres años!) y se intentan mantener a flote en el complicado caos de la vida. El hábito de olvidar poner la ropa de la lavadora en la secadora antes de que salga moho o el hecho de ser incapaz de darse cuenta de que el baño está en tan mal estado que pronto ya no se podrá ni arreglar pueden empezar a no parecerte gestos tan encantadores.

Tal y como hemos visto en el capítulo anterior, cuando empezamos a mirarnos a través de un prisma negativo podemos encontrar muchas cosas que criticar. Y esta perspectiva negativa no se detiene en lo que tu pareja hace bien o mal. Puede «infectar» lo que piensas de tu pareja como persona. «Nunca limpia el coche» se convierte en «es un holgazán y un descuidado». «Evita a mi madre» se convierte en «es antisocial y criticona». Esta manera de pensar el uno del otro deja la puerta abierta de par en par a los matarrelaciones, los cuatro jinetes: las críticas, la actitud defensiva, las evasivas y, quizá el más destructivo de todos, el desprecio. El desprecio, que emerge de un patrón de pensamientos negativos y críticas sobre tu pareja, es un veneno mortal para una relación. Es el predictor número uno de un divorcio.[2] Tiene un impacto en la salud mental de ambas personas.[3] Y realmente puede hacerte enfermar: hay estudios que han descubierto que las personas que han oído muestras de desprecio de sus parejas hacia ellas contraen más resfriados, sufren más gripes y otras enfermedades infecciosas durante el año siguiente.[4]

Pero ¿sabes qué? Hay un antídoto para esto. Tenemos más control sobre cómo nos vemos el uno al otro de lo que creemos, incluso durante los momentos difíciles, de estrés, contratiempos, desavenencias o desconexión. Igual que lo de buscar lo positivo en vez de lo negativo (tal y como hemos hablado en el capítulo anterior), este es un hábito mental que podemos cultivar simplemente practicándolo en pequeñas dosis cada día.

Los genios del amor no tienen menos defectos que el resto de nosotros. No navegan por la vida sin encontrarse con desafíos o conflictos, o sin molestarse por cómo mastica su pareja o sin frustrarse porque su pareja no sabe gestionar mejor su dinero. Tienen tantas rarezas e imperfecciones como el resto de nosotros. Pero lo que se les da genial es ver las cualidades innatas de su pareja. Tienen mucha habilidad para recordar (en un lugar prominente de su mente) lo que admiran de su media naranja. Y esto se convierte en una armadura impenetrable contra las fuerzas que rompen las relaciones.

La ecuación matemática que te une o te separa

He aquí una estadística del Love Lab que todo el mundo debería conocer: cinco por cada una.

Esta es la ratio entre las interacciones positivas y las negativas que debes mantener durante un conflicto para mantener el amor vivo con el paso del tiempo. Por cada interacción negativa, tendrás que encontrar cinco positivas para compensarla.

Esto lo descubrimos en uno de nuestros primeros grandes estudios longitudinales en el Love Lab. Cuando llegaban las parejas, hacíamos que se sentaran, se pusieran cómodas y les dábamos quince minutos para resolver una discusión mientras nosotros nos relajábamos y las observábamos. Luego analizábamos minuciosamente las grabaciones y las transcripciones, y categorizábamos cada pequeño momento. Una sonrisa, una bromita, tocarle la mano al otro, expresar empatía e interés, decir «lo entiendo», asentir con la cabeza, ser amable: todo esto eran elementos positivos. Un comentario desagradable, un reproche, una actitud de indiferencia... eran negativos.

Observamos a las parejas, registramos los datos y luego las liberamos. Seis años más tarde hicimos un seguimiento. Y observamos que: las parejas que habían mantenido una ratio por lo menos de cinco a uno (¡o más!) durante el conflicto seguían siendo felices, estaban juntas y se seguían queriendo.[5]

La negatividad es inevitable durante un conflicto. Estas parejas no eran perfectas. Y no pasa nada, todos somos humanos. Todos cometemos errores y hacemos que las personas más cercanas paguen nuestro mal humor. Podemos ser injustos. Perdemos la perspectiva. Subimos de tono en el fragor de la batalla. Decimos algo que no queríamos decir o la manera en que lo decimos no es como lo queríamos decir. No tenemos que dejar de sentir emociones ni ser correctos ni evitar las conversaciones difíciles. Pero sí debemos comprobar cómo está nuestro depósito de positividad para asegurarnos de que estamos acumulando suficientes momentos positivos. La negatividad puede ser un fuerte veneno. La negatividad tiene mucho más poder para infligir daño y causar dolor que la positividad para curar y acercarnos. Por eso necesitamos cinco veces más momentos positivos que negativos durante un conflicto. Pero ten presente que se puede ganar la batalla contra la negatividad. Puedes llenarte el vaso de interacciones positivas para que, cuando haya una caída en la negatividad, esta se diluya y pierda potencia.

He aquí una advertencia crucial: hemos estado hablando de la ratio mínima de interacciones positivas y negativas durante un conflicto. Pero ¿qué pasa el resto del tiempo?

La ratio se dispara... veinte a uno.

En tu vida normal, en el día a día, mientras tu pareja y tú estén haciendo sus cosas (cocinando, negociando las tareas del hogar, cuidando a sus hijos, hablando de cómo estuvo el día), deben tener veinte interacciones positivas, por lo menos, por cada una negativa. Los genios del amor mantienen esa ratio de veinte a uno, o más. Las parejas destinadas al divorcio o a la infelicidad mostraron una ratio inferior, con una mayor cantidad de interacciones negativas.[6]

¿Y por qué pasa esto? Bueno, a menudo ni nos damos cuenta de nuestro impacto negativo en nuestras parejas.

¿Tu intención coincide con tu impacto?

Una de las primeras maneras que utilizamos para «codificar» las interacciones entre parejas y encontrar los patrones de comportamiento que nos permitieran comparar parejas felices e infelices fue un dispositivo llamado la *mesa del diálogo*. John y Robert Levenson (el primer compañero de investigación de John) la crearon al principio de su carrera profesional, antes de lanzar el Love Lab en Seattle, cuando estaban justo empezando a investigar los patrones matemáticos en las vidas amorosas de la gente. Era una mesa con un aspecto extraño, inclinada a ambos lados, con botones en cada lado, como si fueras a jugar a un videojuego con tu pareja. Si hubieras venido a ese primer laboratorio como participante, el desarrollo hubiera sido más o menos así: se sentarían cada uno a un lado de la mesa y les pediríamos que hablaran. Les preguntaríamos algo como «¿cuál es uno de los aspectos que más discusiones genera constantemente entre ustedes?», y los animaríamos a que lo resolvieran... Y luego los observaríamos.

Estarían solos en la habitación, pero nosotros los observaríamos desde una sala adyacente. Habría cámaras entrenadas para centrarse en sus rostros para capturar cada expresión fugaz, y los veríamos a los dos desde un monitor dividido.

Delante tendrían dos hileras de botones: una hilera se correspondería con la intención y la otra con el impacto. Había cinco botones por hilera, que irían de positivo a negativo, con una opción neutral en medio. Imagínate una de esas encuestas que tienes que hacer *online* sobre tu experiencia de compra quién sabe dónde. Los botones irían de «muy mal» a «fantástico», con algunas opciones intermedias. Hablarían por turnos con una luz que brillaría al lado de la mesa del que tuviera la palabra. Cuando hubieras acabado, oprimirías un interruptor para pasarle la palabra a tu pareja. Cada vez que se cambiara el turno, cada uno de ustedes registraría la experiencia de ese pequeño fragmento de conversación. Si tú acababas de hablar, tendrías que pulsar el botón en la hilera de intención que se correspondiera con la intención con la que querías llegar a tu pareja. Mientras tanto, tu pareja apretaría el botón de la hilera de impacto que mejor describiera cómo se había sentido como respuesta a tu comentario. Queríamos saber si la gente tiene el impacto que pretende tener.

Cuando reunimos a parejas para este experimento, queríamos asegurarnos de que podíamos distinguir muy bien entre los hábitos de parejas felices e infelices. Queríamos ser capaces de decir algo acerca de las grandes relaciones y de cómo se diferenciaban del resto. Así que recopilamos un exceso de sujetos de los extremos del espectro: parejas que eran o muy felices o muy infelices, nada intermedio para no enturbiar los datos.

Estábamos buscando un par de aspectos: si había un desequilibrio entre la intención y el impacto, y si realmente la gente causaba el efecto que pretendía en la otra persona.

He aquí lo que descubrimos: ¡la intención no marcaba ninguna diferencia! Todo el mundo tenía intenciones positivas, incluso si su comportamiento era hostil y mostraba enojo. La intención no significaba nada; el impacto lo era todo. Y la diferencia entre las parejas extremadamente infelices y las parejas muy felices se redujo a una simple cuestión: las parejas felices eran más amables cuando se hablaban, se trataban con más cuidado, sin críticas, sin desprecio ni sarcasmo. Y había una relación entre «dosis» y respuesta. Es decir: cuanto más amables eran el uno con el otro, mejor era el resultado.

Pero no había un solo perfil de pareja que acabaría siendo feliz y permaneciendo unida a largo plazo. Tolstói escribió: «Todas las familias felices son parecidas, pero cada familia infeliz lo es a su manera». Lamentablemente para Tolstói, esto no es verdad científicamente hablando. Algunas «buenas» parejas tenían las emociones a flor de piel; otras no eran nada emotivas. Había personas extremadamente expresivas, incluso volátiles; otras se parecían a la pareja seria y con cara de póker del famoso cuadro *Gótico estadounidense*, de Grant Wood. Lo que no cambió para nada fue la ratio de interacciones positivas y negativas. Las parejas felices eran más positivas, más empáticas. De nuevo, todo el mundo tenía intenciones positivas, pero en el caso de las parejas felices, el impacto se correspondía con la intención.[7]

Repetimos el experimento, esta vez con un sector demográfico distinto: el primer estudio había reunido estudiantes universitarios, así que la segunda vez fuimos a una comunidad rural en el sur de Indiana. Pero incluso así, los resultados fueron esencialmente idénticos: el margen de error se veía solo en el segundo decimal.[8] Alcanzar un hallazgo tan estable fue un resultado bastante asombroso. Y fuimos capaces de utilizar estos descubrimientos para observar parejas y predecir si serían felices juntas o no.

Es decir, sabemos que tenemos que llegar a un mínimo determinado de interacciones positivas. Y sabemos que nuestras intenciones positivas no siempre se perciben como queremos. Pero ¿qué tenemos que hacer?

Cultivar la compasión

En el capítulo anterior hablamos de lo perjudicial que es mirar a tu alrededor y solo ver lo que está mal, incompleto, o lo que es imperfecto. Ahora piensa en la frecuencia con la que aplicas este prisma negativo a tu pareja (no solo por lo que hace o deja de hacer, sino por quien es).

Ayer nos centramos en la gratitud, en darle las gracias a nuestra pareja por acciones concretas. Ahora de lo que queremos hablar es de la admiración. La admiración gira en torno a estimar y valorar en esencia quién es tu pareja, no necesariamente lo que hace. Es probable que demuestre quién es a través de sus acciones, claro está, pero la admiración se asocia con su personalidad, con sus cualidades innatas, desde las más superficiales (¡qué ojazos tiene!) hasta las más profundas (su espiritualidad, su optimismo, su capacidad de querer).

Llegados a este punto, queremos remarcar algo muy importante: no se trata de que te pongas los lentes que lo ven todo de color rosa. Es una expresión común, pero nosotros no la utilizamos nunca. Implica un giro positivo falso o engañoso, y no es de esto de lo que estamos hablando. Estamos hablando de que veas a tu pareja en su totalidad: que disfrutes de sus maravillosas cualidades y a la vez tengas compasión por sus *vulnerabilidades perdurables*. Este concepto lo acuñó Thomas Bradbury, un investigador y psicólogo de UCLA, para describir la sensibilidad especial que desarrollamos con el tiempo debido a nuestras experiencias vitales, que se remontan hasta nuestra infancia. Nuestras vulnerabilidades perdurables son, a menudo, la raíz de esas cualidades que puede que a nuestra pareja no le entusiasmen (como la inseguridad, el miedo, la rapidez para enojarse o de perder la sintonía cuando deberíamos estar sintonizando), pero podemos vivir juntos mucho mejor cuando entendemos de dónde vienen.

Cuando nos casamos, tuvimos una discusión que pareció surgir de la nada. John había salido del trabajo y estaba yendo para casa cuando le asaltó una preocupación: «¿Le pagamos al plomero?». Para él es importante que paguemos a tiempo a aquellas personas a las que contratamos, porque sabe que dependen de esos ingresos y quiere asegurarse de que lo hacemos. Quizá Julie le había enviado un cheque por correo postal. Entró en casa, dejó la chamarra y la bolsa y dijo: «Eh, ¿le pagaste al plomero?».

La rabia en la mirada de Julie lo sorprendió: «¿Y tú, le pagaste al plomero?», y se fue hecha una furia.

John se quedó desconcertado. Recuerda que pensó: «¿Me casé con una lunática?». Su reacción parecía muy desproporcionada. No llevaban mucho tiempo casados, pero si algo tenía claro John es que no tenía que dejarlo crecer, sino que debía ir a hablar con ella al momento. Cuando lo hablaron, Julie le contó que cuando era pequeña y regresaba de la escuela, justo al entrar por la puerta, su madre, antes que nada, le hacía algún comentario crítico antes de decirle «hola»: «¿Fuiste a la escuela vestida así?», «¿Dónde tienes la cartera? ¿La volviste a olvidar?».

Julie le dijo a John: «Cuando llevamos todo el día sin vernos, para mí es importante que por lo menos me digas "hola" antes, que me digas algo bonito o que me preguntes cómo estuvo mi día».

En cuanto lo entendió, fue fácil de arreglar.

Ahora, cuando John ve a Julie después de haber estado separados, le demuestra que se alegra mucho de verla y de que exista.

Admirar y valorar a tu pareja no se limita a ver lo bueno (esto también es ideal y lo haremos muy pronto, en el ejercicio que viene a continuación). También consiste en entender las cosas negativas con las que convive. Lo que vemos en las parejas felices y prósperas es que las personas realmente se admiran mutuamente por todas las cualidades maravillosas que poseen ambas y que, en cuanto a las inevitables cualidades no tan maravillosas, son capaces de mostrar compasión por las vulnerabilidades perdurables.

Hay personas que vivieron experiencias realmente duras que las marcaron con vulnerabilidades y miedos que hacen que a veces sea difícil convivir con ellas. Pero quienes estamos con alguien que tiene este tipo de historia en el fondo tenemos que recordar que nuestras parejas son supervivientes. Tuvieron que reunir mucho valor en determinados momentos de sus vidas para ir hacia delante. Y quizá, a veces, estén irritables, tengan ansiedad o miedo. Pero sobrevivieron a aquello por lo que tuvieron que pasar y quizá esto les haya dejado marca.

Cuando veas a tu pareja hoy, y cada día, puedes centrarte en sus defectos o puedes centrarte en las cualidades que hacen que sea una persona indispensable para ti, maravillosa para ti, atractiva para ti. Es una elección. Es algo que haces de forma activa para avivar las llamas del amor duradero. Si alguna vez encendiste un fuego, sabrás exactamente de lo que hablamos. Igual que el fuego, una relación necesita que la aticen. No te limitas a dejarlo y esperar que no se apague. Sino que lo avivas. Le añades pedazos de cariño. Le das un golpe de aire.

Esto es la admiración: una acción que realizamos. El hecho de que tengamos que recordarnos que debemos hacerla no le resta valor ni hace que sea menos genuina. Así es como lo hacen los genios del amor. Estar enamorado a largo plazo es elegir ver primero las mejores partes de nuestras parejas, en vez de buscar las peores.

Si esto es algo que falta en su relación, una estrategia es volver a la pregunta que te formulamos al principio de este capítulo: *¿por qué te enamoraste de tu pareja?* Reflexionar acerca de esta cuestión puede ser una manera fantástica de reiniciar y recuperar un poco de perspectiva. Mirar hacia su pasado compartido y sacar recuerdos divertidos, recuerdos intrépidos, recuerdos de conexión, recuerdos eróticos, puede regenerar tu capacidad innata de visualizar todo lo bueno de su relación, en vez de dejar que lo bueno sea invisible y quede enterrado bajo las minucias del día a día.

Pero, ojo: si no lo haces de manera constante, es posible que el pasado ya no esté allí para que recurras a él cuando lo necesites. Cuando las cosas se empiezan a amargar (cuando la admiración se desvanece y las personas olvidan por qué les gusta y por qué quieren a su pareja, cuando se establece la perspectiva negativa), incluso nuestros recuerdos pueden corromperse, como un virus que corrompe un archivo de la computadora. Llega el desprecio, que es un destructor de relaciones. Infectará el «código» que fundó su relación. Lo que vemos en las relaciones que (lamentablemente) no se pueden salvar es que, incluso cuando intentan ver el pasado, ya no recuerdan las cosas que los enamoraban y que admiraban el uno del otro.

Por eso nuestra receta habla de *«pequeñas dosis, a menudo»*, porque un microhábito diario con el que recuerdes un motivo concreto por el que quieres y admiras a tu pareja te llevará muy lejos, a toda una vida de amor. Parte de la admiración es valorar lo que tienes con esa persona, amplificar sus cualidades positivas en tu mente y minimizar las negativas. Es algo que puedes hacer en cualquier momento, aunque sean unos pocos minutos. Reflexionar acerca de lo que valoras de tu pareja y por qué nadie en el planeta podría sustituirla jamás es algo increíblemente poderoso. Y puedes duplicar el impacto de esta poderosa acción si compartes con tu pareja lo que valoras de ella.

La capacidad de admirar a tu pareja es como una armadura antibalas para una relación. El desprecio es corrosivo: si te alcanza puede corroer rápidamente todo lo bueno en un matrimonio o en una relación como lo hace el óxido con el metal, sin importar lo fuerte y acorazado que estuviera antes. La admiración es un potente protector que garantiza que el desprecio nunca llegue a tener un punto de apoyo.

La perspectiva positiva: El antídoto más potente que existe

Es cuantificable: necesitas aproximadamente veinte veces más positividad a diario que negatividad entre tú y tu pareja. Una manera fantástica de crear positividad es admirar a tu pareja y luego decírselo en voz alta. En un día ajetreado, es posible que se nos escapen las cosas reales de la vida, así que tómate un momento para contemplar a este ser humano con el que compartes la vida y recuerda: «Ah, sí, me encanta cómo llega a casa cada día, tan emocionada por contarme cómo le fue en el trabajo». No dejes que estos pensamientos y sentimientos se escapen sin haberlos compartido con tu pareja. Agárralos; dáselos a tu pareja como si fueran un pequeño obsequio. Hacerlo también es un regalo para ti.

El afecto, el respeto y la amistad son las bases de un matrimonio o de cualquier relación de largo recorrido, desde lo apasionada que es tu vida sexual hasta con qué efectividad puedes abrirte camino en una discusión espinosa sobre las finanzas familiares. Pero no es algo que simplemente «pase». Surge de la intención. De la acción. De la elección. Tú eliges, cada día, ejecutar esas pequeñas acciones que llenarán tu cuenta bancaria emocional. Tú te tomas el tiempo para conectar. Tú mantienes la curiosidad: «¿Qué desconozco aún de él [o de ella]?», «¿Qué tal le fue en el día?». Tú buscas las oportunidades de conexión y las atiendes siempre que puedes porque ahora ya sabes que incluso el gesto más fugaz (una sonrisa, una frase dando ánimos, una pregunta de seguimiento que transmite «te estoy escuchando; me importa lo que dices») es dinero que va directo a la cuenta. Reeducas ese cerebrito que tienes para que encuentre lo positivo en vez de lo negativo, reprogramando las neuronas para que se fijen en lo que está bien en vez de en lo que está mal, lo cual tiene un «efecto goteo» en el cerebro, el cuerpo, la relación y la experiencia de vida. Y priorizas tener siempre presentes las cosas que adoras y admiras de tu pareja. No solo las cosas que hace por ti, sino quién es en esencia.

LA PRÁCTICA DE HOY

HAZ UN CUMPLIDO GENUINO A TU PAREJA

La acción de hoy es crucial tanto si tienes una cultura de admiración próspera con tu pareja como si tu relación necesita una «rehabilitación» importante. Si esta es una de sus fortalezas, maravilloso. Sigan avivando el fuego.

Para algunas parejas (y si esto los incluye, no están solos), el cariño y la admiración parecen recuerdos lejanos. Esto no significa que ya no existan y no estén esperando que los resuciten. Reavivar la admiración no es complicado. Te enamoraste de esa persona y te comprometiste con ella. Llegas a estas páginas con el deseo de que este amor siga adelante. En ello hay sentimientos positivos. Pensar en ellos y hablar de ellos los resucitará más rápida y vívidamente de lo que crees. Una planta que se está marchitando a menudo solo necesita un chorro de agua para volver a levantar la cabeza hacia el sol. Con un poco se puede llegar muy lejos.

El ejercicio de hoy tiene tres partes:

Primer paso: si tuvieras que pintar un perfil verbal de tu pareja con palabras, ¿qué cualidades elegirías?

Marca entre tres y cinco opciones. Es una persona... / cariñosa / divertida / generosa / calmada / creativa / apasionada / intensa / vivaz / atenta / espontánea / aventurera / amante de la diversión / juguetona / astuta / perceptiva / afectuosa / sexi / inteligente / con talento / tierna / competente / encantadora / sabia / amorosa / considerada / atractiva / fiable / flexible / curiosa / interesante / amable / que te brinda apoyo / valiente / abierta / de trato fácil / sensible

Segundo paso: hoy, en cualquier momento en que estén juntos, fíjate en cómo tu pareja personifica las cualidades que acabas de marcar

Igual que hiciste ayer, observa de cerca a tu pareja cuando estés con ella. Fíjate en qué momentos demuestra esas cualidades que te enamoran y que valoras. Y luego...

Tercer paso: ¡exprésalo!

¿Con qué frecuencia comunicas a tu pareja las cosas básicas y esenciales que te enamoran y que valoras de ella? Hazlo más, ¡porque cada vez cuenta!

RESOLUCIÓN DE PROBLEMAS

¿No tienen mucho tiempo para observarse hoy?

Mira las cualidades que marcaste antes y piensa en algún momento en el que recuerdes que tu pareja encarnó alguna de ellas. Puede ser ayer o hace una década. Puede ser algo gigante («me apoyaste mucho cuando te mudaste a la otra punta del país conmigo para que yo pudiera empezar el trabajo de mis sueños») o algo pequeño («¡estabas muy sexi con los jeans que llevabas ayer!»). A ver si puedes pensar en algo específico para cada una de al menos tres características. Luego, cuéntense los recuerdos que les vinieron a la cabeza. Es posible que te sorprendan las cosas que tu pareja valora de ti y en lo que se fija, y viceversa.

¿Te da vergüenza o tienes dudas?

¡Escríbelo! Haz las actividades del principio (toma las tres cualidades que hayas marcado y luego piensa tres momentos que ilustren esas cualidades) y escribe el resto como si fuera una actividad en tu diario personal. Escríbelo como si fuera una carta dirigida a tu pareja: «Me demostraste que podía confiar en ti cuando...», «La primera vez que me di cuenta de lo aventurera que eras fue cuando...».

Cuando acabes, lee tu lista a tu pareja, ¡en voz alta! Cuando hacemos esta actividad con parejas en los talleres, es impresionante el cambio que se produce en la sala. Es irresistible. La gente empieza a sonreír y acaba por reírse. Las personas que venían con dudas o cohibidas se relajan y se animan. El lenguaje corporal entre parejas cambia notablemente. Incluso puedes volver a ver esa chispa en personas que llegaron infelices o preocupadas.

PIDE LO QUE NECESITAS

Jake estaba molesto. Hacía semanas que él y su pareja, Miriam, no se sentaban juntos a cenar. Y otra vez volvía a ser tarde y ella seguía en el trabajo. Le escribió un mensaje, como hacía muchas noches, para decir que no llegaría a tiempo para cenar en casa: «Empieza a cenar sin mí, cariño —le escribió—. ¡Me tendré que quedar trabajando hasta tarde!».

Él lo entendía. Por lo menos, hasta hace poco. A Miriam, una artista que creaba esculturas con técnica mixta, le habían dado una gran oportunidad: una exposición en la galería de la universidad en la que daba clases. Había estado trabajando mucho para prepararse para ello. Pero aún faltaban meses para que llegara. Mientras tanto, Jake también tenía muchas cosas entre manos. Después de años trabajando en leyes de ordenamiento territorial para una empresa que le absorbía cada minuto de su vida, lanzó su propia empresa desde la sala de casa. Le encantaba ser su propio jefe. Seguía teniendo mucho que hacer, y ahora lo tenía que gestionar todo él solo, pero volvía a ser el dueño de su tiempo. Podía irse a dar una vuelta en bici porque era un día precioso, si quería, y compensar las horas de trabajo en la noche. Era genial. Pero últimamente se sentía solo. Miriam no estaba nunca allí, por mucho que él intentara conseguir tiempo libre en un momento u otro. Ella siempre lo había apoyado durante todos esos años en los que tenía que trabajar mil horas para hacer lo que se esperaba de él, y ahora él quería apoyarla igual a ella, en un momento que era decisivo para su trayectoria profesional. Pero varias veces a lo largo de la última semana ella había menospreciado sus peticiones de pasar tiempo juntos, y él estaba empezando a sentir que era lo último de su lista de prioridades. Ambos eran personas motivadas, ambiciosas, y siempre se habían sentido orgullosos de lo mucho que se animaban mutuamente en el ámbito profesional, de lo complacientes y comprensivos que eran cuando el otro tenía que dedicarse a una gran carga de trabajo. Pero antes siempre habían tenido la sensación de que la relación era lo primero. Y ahora no era así. Tal vez él no era tan importante para ella como pensaba. Tal vez ella ya no necesitaba ese matrimonio ahora que estaba ascendiendo en el ámbito profesional.

Cuando Miriam finalmente llegó a casa, tarde, Jake estaba tenso como una cuerda de violín.

—Podrías haber salido una hora antes, hoy, para variar —dijo él—. Tenía muchas ganas de cenar contigo. Fui a buscar tu comida preferida, almejas al vapor.

—¿En serio? —Miriam estaba sorprendida—. No tenía ni idea. Como últimamente hemos estado pidiendo comida para llevar, como estamos tan ocupados...

—Ayer te pregunté si querías venir a casa a cenar conmigo, ¡y me dijiste que sí!

—¡Pues claro que dije que quería! Pensé que si avanzaba lo suficiente esta tarde después de clase, podría llegar. Pero es que no pude, Jake. Tengo mucho que hacer para la inauguración. No estoy nada preparada. Creía que lo entendías. Creía que pensábamos igual.

—De acuerdo. Lo sé. Lo entiendo. Simplemente pensé que si te invitaba a cenar una sola vez este mes, vendrías. Pero, para eso, nuestra relación tendría que seguir siendo importante para ti.

—¡Por supuesto que nuestra relación sigue siendo importante para mí! Pero ¿por dónde sales tú ahora?

Pausa. ¿Cuál es el problema en esta situación? Hagamos una radiografía de esta discusión. Miriam cree que están en sintonía con lo de estar los dos en una fase de «solo trabajo, nada de juego». Jake cree que invitó a Miriam a una cena y que ella lo plantó. Si recordamos al día anterior, esto es lo que vemos: Miriam preparando la bolsa para el largo día que le espera, mientras Jake le explica cómo le va en su nuevo bufete El Salón de Jake y Miriam (aún están haciendo una lluvia de ideas para encontrar un nombre para su nueva empresa). Le está yendo muy bien, pero extraña verse con ella para cenar en diferentes restaurantes de la ciudad después de un largo día en sus oficinas respectivas. Era una manera fantástica de terminar el día. Tenía la sensación de poder dejarlo todo atrás, en la oficina, en cuanto entraba en un bar abarrotado y la veía a ella esperándolo en una mesa con dos copas de vino.

—Me encantaría volver a hacerlo —dice él.

—Estaría bien —responde Miriam.

—Quizá podríamos hacer algo mañana en la noche —dice Jake—. Podríamos cenar en casa, ¡cocino yo!

—Está bien, ¡quizá sí! —responde Miriam—. Envíame un mensaje más tarde. Tengo que irme corriendo. —Le da un beso y sale por la puerta.

En esta interacción, Jake y Miriam están teniendo dos conversaciones completamente separadas. Es casi como si hablaran dos idiomas distintos. Los dos pensando que están entendiendo al otro, mientras el significado real se pierde. Jake cree que se expresó; extraña las cenas que hacían antes de que sus vidas cambiaran. Esos momentos reservados especialmente solo para ellos dos no tenían precio para él. Los necesita y se siente desconectado de ella si no los tiene. Sabe que el trabajo de Miriam es importante (¡el suyo también!) y ambos están más ocupados que nunca, pero él necesita que ella se reserve una hora solo para él, para no tener la sensación de que son dos barcos a la deriva que se alejan con la fuerte corriente. Tal vez reservarse ese momento sería beneficioso para los dos, incluso si les roba tiempo del trabajo. Hablar de los proyectos que les entusiasman siempre ha sido una manera no solo de conectar a nivel íntimo, sino también de apoyarse el uno al otro en sus aspiraciones.

El problema es que Jake, en realidad, no se lo pidió.

Tu pareja no sabe leerte la mente. Todos lo sabemos. Y, sin embargo, lo que vemos en muchas parejas es que nos comportamos como si sí supieran leérnosla. Queremos que nuestras parejas capten pequeñas pistas y señales sobre lo que necesitamos y deseamos o que simplemente lo sepan. Jake soltó un millón de pistas para hacerle saber a Miriam la urgencia con la que quería pasar tiempo con ella. Pero su petición fue, en realidad, improvisada. «Quizá podríamos hacer algo mañana en la noche». Y luego oyó el «está bien», pero no el «¡quizá sí!».

Miriam no se dio cuenta de lo que le pedía Jake. No logró cumplir el deseo de este y, al no presentarse, él se sintió herido, ignorado y resentido. La única explicación que podía encontrar era que a ella ya no le importaba tanto él como su trabajo. Y a ella le sorprendió y molestó que él se enojara con ella por no haber ido a cenar. Al fin y al cabo, no se había comprometido a nada. Solo dijo «¡quizá sí!». Tal vez si él hubiera expresado su necesidad más claramente, ella habría respondido con más claridad.

Cuando te sientas y le das vueltas a lo que tu pareja no está haciendo, se planta una semilla de resentimiento que se propaga como la mala hierba. Es difícil deshacerse del resentimiento en cuanto se esparce. Es mucho más difícil erradicarlo que prevenir que suceda. Pero sea como sea, el antídoto es el mismo: tienes que decirle a tu pareja lo que necesitas y lo que quieres. Pero pedir lo que necesitas no siempre es fácil.

¿Por qué cuesta tanto?

Se nos enseñó que necesitar es malo. Que las necesidades son una debilidad. Socialmente, se nos condicionó para que no reconozcamos nuestras propias necesidades e incluso si lo hacemos, que no las anunciemos. A las mujeres se les dice «no sean dependientes». A los hombres, «deberían ser suficientemente fuertes y resistentes como para no tener necesidades». Ambos mensajes culturales están arraigados en lo que se nos enseña que es atractivo y aceptable; lo que es femenino y lo que es masculino y, según tu género, qué deberías personificar.

Por muy intensamente que intentemos rechazar estos estereotipos, siguen ejerciendo un poder sobre nosotros, incluso hoy. Estas son las aguas culturales en las que nadamos; absorbemos una parte del mensaje por mucho que intentemos desintoxicarnos de él. A las mujeres se les entrena para apoyar a los demás, para satisfacer las necesidades de otros. Pero ¿qué pasa con las necesidades de las mujeres? A los hombres los entrenaron para proveer, para ser fuertes, para no necesitar ayuda. Pero ¿qué pasa con las necesidades de los hombres?

Han ignorado las necesidades o las peticiones de muchos de nosotros desde una edad temprana, sin importar nuestro género, y esto inculca la creencia de que nuestras necesidades no son importantes ni válidas. Así acabamos moviéndonos por la vida con estas necesidades y estos deseos subterráneos, reprimiéndolos en vez de expresándolos. Y el problema es que por mucho que los reprimamos encuentran la manera de asomar sus garras. Moldean nuestras emociones y limitan nuestro pensamiento. Influyen en nuestras acciones y no somos conscientes de ello. Cuando una necesidad no satisfecha pasa a ser demasiado intensa como para guardarla dentro, las necesidades reprimidas pueden brotar convertidas en resentimiento y discusiones, tal y como vimos con Jake y Miriam.

Nos andamos con rodeos con nuestras necesidades en vez de manifestarlas abiertamente porque nos parece que es más seguro. Puede ser estresante ser tan vulnerable, incluso con nuestra pareja. Puede darnos miedo. Si le pides algo a alguien, existe la posibilidad de que te diga que no. En algún momento de nuestra vida, a todos nos rechazaron. Y esto te hace sentir bastante mal. Decir lo que necesitas o lo que quieres y que te rechacen te puede herir y humillar. Haremos todo cuanto esté a nuestro alcance para evitar sentirnos así, hasta el punto de que evitaremos pedirle a nuestra pareja lo más simple del mundo: «Me encantaría que pudieras encontrar el tiempo para cenar conmigo esta noche. Necesito pasar tiempo contigo, aunque solo sea una hora. ¿Podrías arreglarlo?». Preferimos insinuar y manipular, esperando que se alineen las estrellas, que nuestra pareja intuya nuestros deseos y que consigamos lo que más queremos en el mundo sin tener que exponernos.

Cuando, durante la infancia, ignoran nuestras necesidades, aprendemos una de estas dos cosas:

1. Que no nos merecemos que se satisfagan nuestras necesidades; o
2. Que las necesidades son malas y una muestra de debilidad.

Tenemos que darle la vuelta a esto y cambiar el discurso. Todos nos merecemos poder pedir y recibir lo que necesitamos. Y las necesidades no son una señal de debilidad. Las necesidades son normales, saludables y humanas. Son tan naturales como respirar. Son como el oxígeno. Tus necesidades físicas y emocionales son tan esenciales para tu vida y para tu bienestar como lo que comes, el agua que bebes y el aire que respiras. ¡Y lo mismo pasa con tus deseos! A menudo somos demasiado rígidos en cuanto a lo que categorizamos como una necesidad. Es posible que te preguntes: «¿Esto lo quiero o lo necesito?». Nuestra respuesta: «¡Qué más da!». Tenemos la idea equivocada de que lo que queremos no es tan válido como lo que necesitamos. Hemos interiorizado que querer algo es ser codicioso o egoísta. *Esto no es verdad*. Hay una gama de matices de lo que queremos y necesitamos e, igual que con los colores en el espectro de la luz, hay posibilidades casi infinitas: de amarillos a rojos, azules o violetas y desde nuestras necesidades más urgentes a nuestros deseos más profundos. Todo es válido. Y lo deberías expresar, especialmente a tu pareja.

Está bien decir lo que quieres y lo que necesitas.

De hecho, está más que bien. Es vital.

Dónde nos equivocamos

He aquí lo que pasa en relaciones con problemas, una y otra vez: todos tenemos necesidades. Todos tenemos deseos válidos. Pero no los verbalizamos. Soltamos indirectas. Insinuamos. Nos mantenemos a salvo en la sombra. Esperamos que nuestras parejas «lo sepan». Nos contamos una historia sobre por qué debería averiguarlo sin que se lo tengamos que decir («¡es evidente!, ¡es sentido común!») y nos la creemos. Luego, cuando nuestra pareja no consigue satisfacer esas necesidades por arte de magia, nos sentimos despechados. Empezamos a creer que a nuestra pareja no le importamos, que solo piensa en sí misma, que está demasiado ocupada para nosotros o que ya no valora la relación como lo hacía antes. Y entonces la criticamos.

Siempre...

Nunca...

Estas palabras son señales de alarma que nos alertan de que una pareja está en terreno pantanoso: es posible que la perspectiva negativa esté empezando a asentarse. Están buscando lo malo y pierden la capacidad de fijarse en lo bueno. Y el resultado final son críticas que dirigimos a *lo que es esa persona en esencia*, en vez de distinguir entre la persona y la acción. Por ejemplo: «Ojalá no dejaras los calcetines en el piso de la sala» se convierte en «eres un flojo, siempre dejas tus cosas por toda la casa y nunca me ayudas a limpiar». Aunque estas dos últimas frases no incluyan críticas directas, palabras como *siempre* y *nunca* son críticas porque implican un defecto en la personalidad. Al fin y al cabo, si *siempre* haces algo mal o *nunca* haces algo bien, es que algo malo tienes, ¿no?

Si logramos manifestar nuestras necesidades, a menudo sentimos que tenemos que justificarlas señalando una deficiencia: algo que la otra persona no está haciendo por nosotros o que es insuficiente. Se nos enseñó que no deberíamos tener necesidades, así que es difícil superar las ansias de justificarnos. «Por culpa de tu dieta, no pude comer mi comida favorita, ¡así que me voy a cenar fuera!» Esto suena como una crítica a la otra persona («por culpa de tu dieta»), cuando esta pareja podría haber dicho, simplemente: «Me encantaría cenar fuera esta noche. Estoy cansado y quiero darme ese capricho».

Cuando acumulamos críticas y despecho en vez de pedir lo que necesitamos, llega un punto en el que quizá el dique se acabe rompiendo. Es como una reserva de malos sentimientos que se va llenando cada vez más, hasta que solo se necesita un empujoncito y estalla todo. El detalle más insignificante puede ser el detonante; una pequeña discusión se convierte en la Tercera Guerra Mundial. A esto lo llamamos *acumular sacos de arena*: amontonas todo tu despecho y luego le pones una trampa a tu pareja con los sacos de arena (o sea, de despecho): «Jim, tenemos que hablar. Eres un padre horrible, eres un desastre en la cama, ¡pero lo peor de ti es que no reciclas!».

Cuando no pedimos claramente lo que necesitamos, las críticas se convierten en la última línea de defensa. Pero esta técnica no es efectiva. Al contrario. La gente utiliza el concepto de *crítica constructiva*, pero es un mito. No existe la posibilidad de una crítica constructiva. Las críticas siempre son destructivas.

Todo esto puede evitarse con una simple solución: *pide lo que necesitas.*

Deja que tu pareja brille por ti

Recuerda: no tienes por qué justificar una necesidad. Y nunca utilices críticas para enmarcar tus necesidades. Es una táctica a la que solemos recurrir todos: justificamos nuestras propias necesidades señalando primero lo que está mal en el comportamiento de nuestra pareja. La lógica que hay detrás de este comportamiento es que, si nos perjudicaron, es justo que manifestemos nuestra necesidad o que hagamos una petición. La primera acción saludable que puedes emprender es *liberarte de esta mentalidad*. No tienes por qué encontrar un problema para justificar tus necesidades o aquello que quieres.

Si tu pareja se siente atacada o criticada, seguramente no llegarás muy lejos. De hecho, no es ideal para ninguno de los dos que critiquen; se autosaboteen, porque incluso antes de empezar ni se escucharán ni conseguirán satisfacer sus necesidades. Esto no significa que tengas que endulzar tus palabras o manipular a tu pareja, sino que tienes que expresarte con sinceridad, claridad y proactividad en vez de reactividad.

¿Cómo podemos hacerlo de forma efectiva? Solo tienes que seguir este sencillo patrón.

Primero: Descríbete siempre a ti, no a tu pareja. No pidas lo que necesitas diciéndole a tu pareja lo que hace mal. ¡Ni empieces hablando de tu pareja! El protagonismo aquí lo tienes tú, no tu pareja.

Segundo: Describe la situación que te molesta, no los defectos de la personalidad de tu pareja. Habla de los hechos o de las circunstancias que te están molestando o que quieres que sean diferentes. Esto permitirá que tu pareja te ayude a mejorar esas condiciones, en vez de sentirse atacada y a la defensiva.

Tercero: Manifiesta tu necesidad de manera positiva. ¿Qué puede hacer tu pareja por ti para que te sientas mejor? Que el mensaje sea específico. Que sea claro. ¡Y que sea positivo! No señales lo que tu pareja está haciendo mal o lo que no está haciendo bien. Es demasiado fácil pasarse a las críticas. En vez de eso, plantéate tu petición como una oportunidad para que tu pareja haga algo bueno por ti que realmente agradecerás. Dile cómo puede brillar para ti.

Aquí tienes algunos ejemplos de cómo decir las cosas mal o decirlas bien:

No digas: «Ya no tienes tiempo para mí. Está claro que nuestra relación te importa un comino».

Di: «Me siento solo *[tu sentimiento]* cuando estamos tanto tiempo sin compartir momentos de calidad *[la situación]*. ¿Podríamos encontrar un hueco para estar juntos? *[Tu necesidad positiva]*».

No digas: «Siempre dejas la cocina hecha un desastre. ¡Eres un cochino! Qué piensas, ¿que yo no quiero relajarme por la noche, como tú?».

Di: «Últimamente me siento abrumada *[tu sentimiento]* por todo lo que hay que hacer en casa *[la situación]*. ¿Esta semana podrías encargarte tú de lavar los platos y lavar la ropa? *[Tu necesidad positiva]*».

¡Cambia todo!

Echemos un vistazo a un par de situaciones hipotéticas y cómo podemos darle la vuelta al guion.

Situación 1. Esta noche tu suegra viene a cenar y siempre encuentra algo por lo que criticarte («es muy tarde para cenar», «tus hijos ven demasiado la tele», «¿en serio tenían que comprarse un coche, con su economía?»). Quieres que esta vez tu pareja esté de tu lado. La última vez te dio la sensación de que te dejó solo.

Tú dices:

«¡Tu madre es una patada en el culo! Siempre te pones de su parte. Supongo que debes de tener la misma mala opinión de mí que ella».

¡Ahora dale la vuelta!

«Me angustia un poco la visita de tu madre. Parece que siempre encuentra algo por lo que criticarme. ¿Podrías ponerte de mi lado esta noche si vuelve a hacerlo? Para mí es muy importante».

Situación 2. Llevas una década preparando la cena cada noche. ¡Ya basta! Quieres que tu pareja haga algo diferente hoy. No tienen un gran presupuesto para salir a cenar, así que es algo que solo hacen en ocasiones especiales. Realmente tienes la sensación de que está dando por sentado que la cena la haces tú, y quieres un respiro.

Tú dices:

«Supongo que como eres como Rico MacPato no me llevarás a cenar por ahí».

¡Dale la vuelta!

«Estoy harto de cocinar. Y hace mucho tiempo que no tenemos ninguna excusa para salir a cenar fuera. ¿Por qué no salimos esta noche?».

Es sencillo. Es directo. Y lo mejor de todo: funciona.

Cuando vemos cómo empieza una conversación una pareja, podemos predecir con precisión cómo irá la discusión. ¿Será productiva? ¿Ambas personas sentirán que son escuchadas? ¿Serán amables el uno con el otro, incluso si están en desacuerdo? ¿Llegarán a una resolución satisfactoria? ¿O habrá acritud, críticas destructivas, actitudes defensivas y ataques? En un 96 % de los casos, el resultado no solo de la conversación, sino también de la relación seis años más tarde, se puede predecir observando estos primeros tres minutos.[1]

Es importante la manera en que empieza una conversación. No importa lo válida que sea tu necesidad; si empiezas con un arranque duro (una crítica o una frase del estilo «siempre...» o «nunca...»), estás perdiendo una enorme ventaja (¡y también tu pareja!): no solo no conseguirás lo que quieres o necesitas, sino que perjudicarás su relación, especialmente si el arranque duro se convierte en un hábito. La alternativa, a la que llamamos *arranque suave,* es una herramienta extremadamente útil. La manera en que empiezas una conversación marca el tono con el que acabará. Empieza sin criticar. Con compasión. Piensa en lo que necesita oír tu pareja para escuchar realmente lo que tú necesitas y para que, con suerte, responda de forma positiva. En un estudio longitudinal de seis años, descubrimos que la manera en que las parejas empezaban una conversación en la que tenían que resolver problemas era un enorme predictor de si seguirían felizmente unidas seis años más tarde o no.

¿Y qué pasó con Miriam y Jake? Bueno, pues están muy bien. Cuando lo hablaron, Miriam descubrió que Jake había estado dudando si pedirle específicamente que se tomara un descanso del trabajo porque tenía un largo historial de equivocarse con este tema. De pequeño, su padre elegía muy a menudo el trabajo en vez de pasar tiempo con Jake o de ir a sus actividades incluso cuando se lo había prometido, incluso cuando Jake le había suplicado que fuera. Con cada vez que lo plantaba se quedaba destruido. Así que dejó de exponerse. Si no lo pedía, no se sentiría decepcionado. No tendría que sentirse como si estuviera al final de la lista de prioridades de alguien a quien quería.

Por supuesto, se había sentido decepcionado, pero tampoco le había dado a Miriam la oportunidad de estar allí para él. Al fin y al cabo, no le resultaba difícil reorganizarse para dejar las herramientas de esculpir dos noches por semana para ir a casa a cenar con él, incluso en el ajetreado último esfuerzo antes de la inauguración. Lo único que necesitaba saber era lo muy importante que era para él.

«¿Estás disponible?»

Es importante la elección del momento adecuado. Si vas a hablarle a tu pareja de algo que es importante para ti, quizá sientas que te menosprecia o que te ignora si no está preparada para entrar en ese tema. Y es probable que las estrellas no se alineen: nuestros datos demuestran que, en el transcurso de un día común, las parejas ajetreadas tienen un tiempo conjunto limitado. En esa ventana de tiempo, las probabilidades de que ambos estén dispuestos a atenderse a la vez son muy bajas. Aunque la gente atiende a las oportunidades de conexión la mayor parte del tiempo (60 %), la posibilidad de que ambas personas lo hagan es solo del 36 %. E incluso entre las parejas felizmente casadas que estudiamos en el Love Lab, aquellas personas cuyas oportunidades de conexión pasan desapercibidas o no se responden solo vuelven a brindar una oportunidad de conexión en un 22 % de las ocasiones.[2] Así que si lo que quieres es señalar un bonito jardín mientras van juntos en coche, no se acaba el mundo. Si tienen un abundante historial de atender oportunidades, tendrán un buen colchón en su cuenta ban-

caria emocional y las oportunidades que pasen desapercibidas te resbalarán como el agua en una fuente. Pero si tienes
ansias de entablar una conversación profunda con tu pareja
sobre algo importante, seguramente deberás actuar con
más determinación.

Una pareja descubrió una manera ingeniosa y fácil de
gestionar la posibilidad omnipresente de cables cruzados y
sentimientos heridos. Rachel y Jason llevaban veintisiete
años juntos. Tenían dos hijas adolescentes. Y recuerdan
bien aquellos años en los que debían combinar sus dos jor-
nadas completas con la crianza de dos hijas pequeñas que
necesitaban su atención. Jason siempre había sido mañane-
ro, y Rachel, una noctámbula. Cuando por fin coincidían y
podían pasar un poco de tiempo juntos, el tiempo se consu-
mía organizando la logística familiar.

«Casi nunca tenemos tiempo de hablar de nada más que
no sea quién hace las compras o quién va a buscar a las niñas —decía Rachel—. Cuando has estado luchando con los
horarios y las comidas, ¿quién tiene neuronas para cualquier otra cosa?».

El problema es que cuando uno de los dos necesitaba
hablar, el otro estaba a menudo en «modo trabajo», en
«modo cuidar a las niñas» o simplemente cansadísimo. Había discusiones y malentendidos, y los sentimientos heridos
perduraban.

Hasta que un día, cuando dejó a su hija en la escuela
Montessori, Rachel oyó a la profesora dando una amable
instrucción a los niños: si querían hablar con un compañero

cuando este estaba jugando o haciendo cualquier otra actividad, le tenían que preguntar primero: «¿Estás disponible?». Entonces el niño o la niña era libre de decir que sí, o que no, o «cuando acabe este dibujo». ¡Lo increíble era que los niños lo hacían! Rachel se rio. Era algo tan simple, básico y elegante que hasta los niños podían hacerlo.

Ella y Jason lo probaron. Esta era la nueva norma: si le quería contar algo importante (ella a él o viceversa), le diría: «¿Estás disponible?». Esto facilitó las interacciones que antes habían sido más tensas. No te sentías culpable por decir: «Dame diez minutos» o «En cuanto acabe este correo».

«Hace que prestemos atención al momento», dijo Rachel. Jason añadió: «Esto elimina la presión. Y en cuanto estás preparado para entablar una conversación, puedes prestar toda tu atención. Todo va mejor».

Pruébalo hoy: «¿Estás disponible?».

LA PRÁCTICA DE HOY

PIDE LO QUE NECESITAS... ¡DESCRIBIÉNDOTE A TI!

Todos tenemos que aprender a expresar lo que queremos y lo que necesitamos. Al principio, es probable que nos sintamos incómodos o inseguros, pero es como ir en bici: en cuanto empiezas, aprendes muy rápido.

Tu práctica de hoy tiene tres pasos.

Primer paso: reflexiona

¿Qué necesitas o qué quieres? Tómate un momento ahora mismo y piensa en lo que llevas tiempo queriendo de tu pareja. ¿Tienes ganas de pasar más tiempo con ella? ¿Necesitas ayuda con las tareas domésticas? ¿Necesitas sentir que te muestra más apoyo con tu vida profesional? ¿Necesitas oír «te quiero» más a menudo?

Segundo paso: reformula

Si estás pensando desde una perspectiva negativa, dale la vuelta. No señales lo que está mal. Ofrece una oportunidad. ¿Cuál es la necesidad, desde la positividad, que te gustaría que tu pareja satisficiera?

Tercer paso: descríbete

Pide siempre lo que necesitas, expresando cómo te sientes y qué precisas.

«Te extraño. ¿Podríamos pasar tiempo juntos esta noche, sin teléfonos ni televisión?».

«Esta semana estoy muy preocupado. ¿Podrías encargarte tú de alguna de mis tareas?».

«Estoy muy cansado. ¿Podrías encargarte tú de acostar a los niños hoy para que yo pueda descansar un ratito? Y luego nos sentamos y nos tomamos una copa de vino».

«Me encanta estar en tus brazos. ¿Me das un abrazo?».

Ten claro qué necesitas, exprésalo, ¡y lo más probable es que lo consigas! Tu pareja quiere ayudarte, así que déjala. ¡Pónselo fácil! Hay una frase común que muchas personas dicen con un dejo de sarcasmo cuando alguien no adivina exactamente lo que quieren: «¿Quieres que te haga un mapa?».

La respuesta es ¡sí!, hazle un mapa. Seguro que ambos serán más felices.

RESOLUCIÓN DE PROBLEMAS

Cuando tu pareja se siente atacada, independientemente de cómo se lo pidas...

A veces, da igual lo bien que lo hagas, tu pareja interpretará la declaración de lo que quieres o de lo que necesitas como una crítica, incluso si pusiste todo tu empeño en formularlo como una necesidad positiva. Esto sucede cuando ha habido un patrón de críticas en el pasado y cuando el despecho realmente se ha ido amontonando con el tiempo. También pasa cuando, en repetidas ocasiones, rechazaron las necesidades del otro mutuamente. Ahora hay una distancia emocional y un hábito por defecto de buscar lo que está mal, lo que falta o lo que no es perfecto. Si tienes la perspectiva negativa profundamente arraigada, tu pareja puede mirarte con deseo y decirte «te quiero», y lo único que oirás será una crítica.

Pero lo puedes cambiar.

Cuando dejas de formular tus necesidades y tus deseos como si fueran críticas y lo sustituyes por arranques suaves y peticiones positivas, puedes derretir el hielo rápidamente. Es posible que al principio tu pareja se muestre recelosa y siga oyendo críticas a cada momento; y quizá entonces tú oigas una actitud a la defensiva en cada respuesta. Si es así, la próxima vez que hagas una petición utiliza un mensaje explícito: «No quiero criticarte. Solo quiero decir que me encantaría si... *[y entonces expresa tu necesidad]*».

Empieza poco a poco

Hay parejas que tienen que entrar poco a poco en este terreno. Si la práctica de hoy te parece demasiado difícil, prueba a hacer esto: en vez de pedirle que corrija una actitud (algo que no está haciendo y que quieres que haga o algo que quieres que haga mejor o de forma diferente), pídele aquello que te haría feliz. Pídele ver una película juntos. Pídele que de camino a casa pase por la pastelería y te compre tu capricho preferido. Pídele que te prepare esa bebida especial que le queda tan bien. ¡Pídele un abrazo! Haz una petición dulce que pueda satisfacer fácilmente para que puedas decir genuinamente «¡gracias!, ¡hiciste que me sienta genial!».

ACÉRCATE Y TOCA

Grace y Andrew estaban preocupados por su vida sexual. Estaba por los suelos. No tenían muy claro por qué. No habían discutido, se llevaban bien. Sí, estaban ocupados, pero ¿quién no lo está? Andrew trabajaba en una base militar cercana, en el campo tecnológico. Era un genio de las computadoras y le encantaba que la gente le preguntara a qué se dedicaba para dar una respuesta que siempre despertaba curiosidad: «Es confidencial». Grace se quedaba en casa cuidando de los tres hijos pequeños... y también de las gallinas, de los patos y pronto (o eso esperaba), de las cabras. Su casa era un caótico torbellino de colores. Grace, artista y música (antes trabajaba como profesora de primaria), preparaba proyectos de pintura para los niños, clases de guitarra y de cocina. Andrew llegaba a casa, se echaba la corbata por encima del hombro y preparaba la cena mientras ella limpiaba el corral o se encargaba de lavar la ropa, y los niños jugaban, se perseguían, se peleaban y gritaban. Era un trajín ruidoso y agotador, ¡pero eran felices! ¿De verdad? Ambos se lo estaban empezando a plantear. La energía sexual que antes los había atraído como imanes parecía haberse evaporado de golpe. Cada vez parecía más que fueran socios y amigos que llevaban un negocio, y no amantes.

Ya habían pasado antes por periodos de «sequía» cuando cada uno de sus hijos había nacido, pero luego siempre habían vuelto al ruedo. Ahora, su hijo más pequeño tenía casi tres años. Todos dormían ya la noche de un tirón. Ya no había bebés despertándose a medianoche; no había niños que se metieran dentro de la cama entre ellos. Y, sin embargo, la conexión sexual divertida, dulce y espontánea que tenían antes seguía siendo escurridiza. Parecía que la temporada de sexo tendría que haber vuelto, pero, como si de un extraño patrón meteorológico se tratara, no había sido así.

Probaron un puñado de estrategias, como tener una cita u organizar un encuentro en la recámara una noche, pero les parecía forzado y la mitad de las veces, cuando llegaban juntos a la cama, acababan yéndose a dormir.

Andrew decía: «Me paso el día pensando "¡esta noche hacemos el amor sí o sí!". Pero la mitad de las veces ella se queda dormida antes de que acabe de cepillarme los dientes. O yo me quedo dormido mientras ella va a ver a los niños. O empezamos a hablar de pagos o de lo que tenemos que hacer al día siguiente, y eso nos corta la inspiración».

«¡Pero si no hay ninguna inspiración que cortar! —responde Grace—. Entramos juntos en la cama y se hace raro empezar a besuquearnos de repente. O sea, durante todo el día no hemos tenido la ocasión ni de darnos la mano o de tener una conversación. Así que saco algún tema y nunca llegamos a la parte divertida y sexual».

Ella añade: «Ya no parece divertido. Antes lo era. ¡Y quiero que sea como antes! No quiero tener que esforzarme tanto para intentarlo».

Otra pareja, Alicia y Abdul, tienen una vida muy distinta a la de Andrew y Grace, pero comparten el mismo problema. Su elegante departamento está en el corazón de la ciudad de Seattle. Son abogados en dos empresas tecnológicas de la zona. Sus pasiones son ir en bici y viajar. Ahora, con cuarenta recién cumplidos, no tienen hijos ni intención de tenerlos.

Cuando la ciudad entró en confinamiento durante la pandemia del coronavirus, Alicia y Abdul intentaron ver lo positivo a la situación: podrían pasar más tiempo juntos.

Pero a medida que iba progresando la pandemia, las cosas empezaron a cambiar. En casa todo el día, ocupados en videollamadas de Zoom, llegaba el final del día y se sentían apagados y desconectados. Las cafeterías y los restaurantes donde solían ir habían cerrado. Los dos estaban cansados de cocinar, hacían lo mismo una y otra vez. Pasaban mucho tiempo viendo la televisión. Ya habían visto todas las series buenas de todas las plataformas de *streaming* que tenían. Estaban atrapados juntos, en el mismo departamento pequeño, y aun así estaban pasando menos tiempo juntos. ¿Cómo podía ser? A ninguno de los dos se le antojaba mucho mantener relaciones sexuales. Se sentían como si fueran compañeros de departamento. ¿En qué estaría pensando Alicia? ¿Y Abdul?, ¿quería acurrucarse con ella o quería tener su espacio?

¿Esto es «normal»?

Es normal preocuparse y plantearse las cosas: «¿Hay otras personas a las que les esté pasando lo mismo o somos los únicos?». Chrisanna Northrup, coautora del libro *The Normal Bar: The Surprising Secrets of Happy Couples and What They Reveal about Creating a New Normal in Your Relationship* [*El listón de la normalidad: los sorprendentes secretos de las parejas felices y lo que revelan acerca de crear una nueva normalidad en la relación*], estaba viviendo el mismo tipo de situación cuando lanzó el proyecto que se convertiría en su libro. Era una madre ocupada y emprendedora, empezando un negocio sobre el bienestar, cuando la relación de quince años con su marido llegó a la fase «sosa». En el complicado proceso de averiguar cómo abordar el problema, se empezó a plantear si otras parejas estaban lidiando con lo mismo: ¿en qué punto del espectro de la «normalidad» de las relaciones estaban ella y su marido? Y si supuestamente ellos eran «normales», ¿qué hacían para solventar el problema? ¿Qué era la normalidad en cuanto a la comunicación, al sexo, al conflicto y otros aspectos?

Reclutó a dos de los sociólogos más prominentes de Estados Unidos, la doctora Pepper Schwartz y el doctor James Witte, para investigar a fondo la «normalidad» en el amor moderno. Estos científicos habían recopilado mucha información en todo el mundo para determinar lo que era «universal» en las relaciones. El perfil de los participantes variaba en lo que respecta a nacionalidad, sexo, raza, situación socioeconómica, etcétera. Voluntarios de veintitrés países completaron una encuesta con más de mil trescientas preguntas, diseñada para responder a nuestra apremiante duda sobre las relaciones a largo plazo, incluyendo un tema especialmente candente: ¿qué personas tienen una vida sexual fantástica y cómo mantienen la llama viva con el paso de los años?

Me imagino que tu intuición te dice que las parejas con las vidas sexuales más activas son aquellas en las que uno dice que sí cuando el otro toma la iniciativa, o las que incorporan nuevas maneras inusuales de animar el tema, o las que están dispuestas a cualquier cosa en la cama. No. De hecho, lo que pasaba en la recámara cuando las parejas se metían debajo de las sábanas tenía muy poco impacto en lo satisfechas que estaban las parejas con su vida sexual. Northrup, Schwartz y Witte identificaron los hábitos que practicaban aquellas personas que disfrutaban de relaciones felices y prósperas, en las que ambas partes estaban sexualmente satisfechas.[1]

1. Se dicen «te quiero» cada día y lo dicen de corazón.
2. Se dan besos apasionados sin motivo alguno.
3. Se dicen piropos (¡y se hacen regalos románticos por sorpresa!).

4. Saben qué excita y qué desagrada eróticamente a su pareja.

5. Son físicamente afectuosos, incluso en público.

6. Siguen jugando y pasándosela bien juntos.

7. Se abrazan en la cama a menudo.

8. Hacen que el sexo sea una prioridad, no lo último de una larga lista de tareas.

9. Siguen siendo buenos amigos.

10. Pueden hablar cómodamente de su vida sexual.

11. Tienen citas románticas semanalmente.

12. Se van de vacaciones románticas.

13. Prestan atención a las oportunidades.

¡No te agobies con esta lista! Si tienes la sensación de que podrías mejorar algunos de los aspectos mencionados en ella, recuerda: *ya lo estás trabajando*. Todas las prácticas que les pedimos que incorporen a su rutina esta semana están en este listado: hacer un cumplido, ser curiosos y formular preguntas que te hagan descubrir cosas del otro, priorizar el tiempo juntos para que no quede al final de la lista de tareas. Y fíjate en que la inmensa mayoría de estos hábitos tienen lugar mucho antes de que tú y tu pareja vayan a la cama juntos, incluso aquellos que implican afecto físico. Hoy nos centraremos en esto: el contacto físico.

El contacto físico es una potente droga. La intimidad física tiene un efecto fisiológico en el cuerpo: segrega oxitocina, la hormona que ayuda con la conexión y los vínculos afectivos. Es lo que une a las madres y los bebés justo después del parto. Cuando la oxitocina llega al torrente sanguíneo, experimentamos todo tipo de efectos beneficiosos. Nos baja la presión sanguínea, difumina el estrés e incluso reduce el riesgo de padecer cardiopatías.[2] El contacto físico no solo es bueno para tu relación, sino que es bueno para tu salud física y tu longevidad. Para nosotros, los humanos, es tan necesario como lo son el agua y la comida. Incluso tan necesario como el aire que respiramos.

El contacto físico es como el oxígeno...

No podemos sobrevivir sin él. El contacto físico es vital para nuestra supervivencia como especie. Los humanos, como dijimos antes, somos animales sociales: morimos si no nos tenemos los unos a los otros, si no tenemos conexión, si no tenemos contacto físico. Hace mucho tiempo se descubrió que si tomas a un bebé humano y lo aíslas, tiene más probabilidades de morir, incluso si le das toda la comida y el agua que necesita.[3]

Aquellos que trabajamos en el campo de la psicología lo tuvimos presente recientemente durante la pandemia de COVID-19. La gente se aislaba y hacía cuarentenas siguiendo las instrucciones de las autoridades del sistema de salud. Pero muchas personas no viven en familia ni tienen pareja. Estuvieron solas. Las semanas se convirtieron en meses y luego en un año entero, y los efectos del aislamiento tuvieron efectos adversos. Muchas personas que hicieron cuarentena solas empezaron a experimentar «falta de contacto físico».[4] La investigadora Tiffany Field afirma que esta patología está estrechamente relacionada con la ansiedad y la depresión.[5] Otros estudios se han referido a este efecto con la etiqueta *hambre de piel*, una expresión apta para describir lo que pasa cuando no tenemos una dieta regular de contacto físico. Mientras que establecer contacto físico segrega oxitocina, que hace que el cuerpo entre en modo «descanso y reparación», el hambre de piel genera lo contrario. Aumenta el estrés. Aumenta la ansiedad. Esto provoca la sobreproducción de cortisol, una hormona metabólica útil en la dosis adecuada, pero que en exceso en el torrente sanguíneo dispara la respuesta de lucha o huida. Aumenta el ritmo cardiaco, la presión sanguínea, y la respiración pasa a ser superficial. Con el tiempo, puede interferir en la digestión e incluso reprimir el sistema inmune. El hambre de piel puede hacerte enfermar en un sentido bastante literal.[6]

Actualmente, Field, psicóloga del desarrollo, lidera el Touch Research Institute (Instituto de Investigación del Tacto) en la Universidad de Miami. Según ella, el tacto es «la madre de todos los sentidos». Field tuvo una experiencia de primera mano sobre la potencia del contacto humano. A mitad de la década de los setenta, cuando estaba estudiando la carrera, dio a luz a su hija un mes antes de lo previsto, con treinta semanas de embarazo. En ese momento, el conocimiento médico aceptado era que los bebés prematuros no se tenían que tocar porque el riesgo de infección era demasiado elevado. Tenían a los bebés en incubadoras; no había ningún contacto físico entre los pequeños y sus progenitores. Pero Field creía que el contacto podría ayudar a su hija a crecer mejor. Convenció al personal del hospital para que la dejaran acariciar a su hija y descubrieron que la bebé estaba más calmada y comía más. Empezó a trabajar para desarrollar una incubadora para que, en los hospitales, los progenitores de bebés prematuros pudieran tocarlos y conectar con ellos físicamente, a la vez que se mantenía al bebé incubado antisépticamente y protegido de infecciones. Hizo un estudio en el que descubrió que cuando los progenitores tocaban a sus bebés prematuros, los bebés progresaban más, ganaban peso más rápido y les daban el alta del hospital casi una semana antes.[7]

No solo los bebés reciben grandes beneficios del contacto físico y de la conexión. Nosotros hicimos un estudio con parejas adultas que estaban esperando su primer hijo. Concluimos que quince minutos de contacto físico al día (en forma de masaje en las cervicales o en los hombros de la embarazada) tenían un impacto enorme en las tasas de depresión posparto (DPP) después del nacimiento del bebé. Entre las parejas que practicaron los quince minutos de masaje al día, un 22 % de las nuevas madres mostró señales de DPP. ¿Y en el grupo que no había practicado el contacto físico? La incidencia de la DPP se disparó al 66 %. Solo quince minutos de masaje, de contacto y conexión física tuvieron un impacto enorme.[8]

Los humanos prosperamos con el contacto físico (y no tiene por qué ser sexual). El sexo es una parte importante de una relación, pero es complicado para algunas parejas. Muchas personas piensan que la única manera de experimentar el contacto físico es mediante el sexo o con actividades que deriven en sexo, pero no es verdad. Los estudios demuestran que las personas de todos los géneros que se abrazan tienen relaciones a largo plazo más satisfactorias.

O sea, que el contacto es bueno para todos. Es bueno para la salud. Es bueno para nuestra relación. Los datos demuestran que el contacto físico casual en una pareja (darse la mano, besarse, ser físicamente cariñoso en público o en cualquier lugar) está directamente relacionado con una vida sexual próspera. Sabemos lo fantástico que es...; entonces, ¿qué impide que nos toquemos?

Los tabús de tocarse y otros obstáculos

Cuando empezamos una relación, llevamos una historia de vida con nosotros. Un factor que influye es la cultura en la que crecimos. Muchos de nosotros nunca nos hemos parado a pensar en ello, pero algunas culturas son más reacias a tocarse que otras.

En la década de los sesenta, el investigador Sidney Jourard condujo un análisis de campo muy famoso en la actualidad que ha acabado conociéndose como «estudio de la cafetería». Viajó por todo el mundo, se instalaba en diferentes cafeterías y observaba las parejas que entraban. Contaba cuántas veces, en una hora, se tocaban de alguna forma las dos personas: dándose la mano; acariciándose el brazo, la espalda o el pelo; juntando las rodillas; etcétera. Lo que descubrió fue lo siguiente: en París, Francia, las parejas se tocaban una media de ciento diez veces por hora. En Gainesville, Florida, se tocaban dos veces por hora. Y en Londres, Inglaterra, cero veces. Jourard concluyó que hay determinadas culturas (incluyendo las culturas en las que muchos de nosotros hemos vivido toda nuestra vida) para las que parece que tocarse es un tabú.[9]

Si la cultura es el gran océano en el que nadamos, la familia es un charquito. Cómo te criaron en comparación con tu pareja puede tener un impacto en tu nivel de comodidad con el contacto físico y en tus necesidades relacionadas con que te toquen. Si alguno de los dos creció en un hogar en el que había poco contacto físico o incluso donde no había ninguno, entonces que te toquen (incluso tu pareja) puede ser incómodo o te puede provocar ansiedad. En algunos casos, cuando una persona ha experimentado abusos, un pequeño contacto físico puede provocar miedo, por mucho que sea un contacto cariñoso y con amor. Esto puede convertir el contacto en un arma de doble filo: puede ser maravilloso, reconfortante, excitante, pero también puede provocar sensaciones amenazantes si se hace rápidamente, con brusquedad o por sorpresa. Debemos tener en cuenta el historial de nuestra pareja y cómo la tocaron (¡o no!) en el pasado.

Nuestra relación romántica no existe dentro de una burbuja: nuestros hábitos relativos al contacto físico reciben influencias de un amplio surtido de factores que quizá al principio nos resulten invisibles. Hay todo tipo de motivos por los que todos tenemos una «configuración» distinta en cuanto a qué tipo de contactos nos resultan cómodos y en qué medida los necesitamos. Pero, independientemente de en qué punto del espectro te encuentres, puedes incorporar más contacto cariñoso en tu vida con tu pareja de una manera que te haga sentir bien. Se puede experimentar hambre de piel sin estar solo y en cuarentena durante una pandemia mundial, ya que, al fin y al cabo, es una necesidad aguda de más contacto del que se está recibiendo.

¿Hay diferencias en la necesidad de contacto y deseo sexual entre hombres y mujeres? El estereotipo dicta que los hombres quieren más sexo que las mujeres. ¿Es verdad? Bueno, más o menos. De media, los estudios demuestran que, en un día común y corriente, los hombres piensan en el sexo el doble de veces que las mujeres.[10] Pero todo el mundo es distinto. Muchas parejas heterosexuales dan la vuelta a este patrón y la mujer tiene más apetito sexual que el hombre. Las mujeres, en concreto, pueden sorprender con su libido a medida que se hacen mayores. Es natural preocuparse si se tiene la sensación de que el deseo sexual está menguando. Nosotros visitamos a muchas mujeres que se preguntan «pero ¿qué me pasa?». Te podemos decir confidencialmente que no te pasa nada. La realidad es que es normal que las mujeres empiecen a perder su deseo sexual. No olvidemos que, en la prehistoria, la esperanza de vida de los humanos era más o menos de cuarenta años.[11] Las mujeres no «necesitaban» deseo sexual más adelante en la vida porque no tenían un «más adelante». Pero lo cierto es que el contacto físico positivo, íntimo, relajante, no sexual es fantástico para todos nosotros por muchos motivos, incluso para reavivar esa libido que puede haber entrado en una nueva fase menos activa. Lo que hemos visto en las parejas con las que hemos trabajado es que cuando la pareja de la mujer se acerca a esta no solo por sexo puro, sino con un contacto físico positivo no sexual (abrazos, un masaje en la espalda o los pies), este es tan relajante y estimulante que puede llevar al apetito sexual.

Esto no significa que tengas que manipular a tu pareja para mantener relaciones ni que todos los momentos de contacto o expresión física te lleven a practicar sexo. Tampoco significa que, si una persona no quiere mantener relaciones de inmediato, no esté interesada en el sexo o no quiera hacerlo nunca. Para muchos hombres (aunque no para todos), el deseo sexual lleva al contacto físico. Para muchas mujeres (de nuevo, no para todas), es el contacto físico el que lleva al deseo sexual. Estés donde estés en este espectro, es posible que reconozcas tus patrones en una de estas descripciones. Muchas personas se excitan con mucha más facilidad si las empiezan a tocar sin intenciones sexuales.

El tema es *tocar por tocar*. La intimidad física no tiene que llevar al sexo necesariamente para que valga la pena. Una de las mejores cosas que puedes hacer es eliminar las expectativas de que el contacto físico lleve o deba llevar al sexo. El contacto es un nutriente independiente que tanto tu cuerpo como el suyo necesitan.

¡Háblenlo!

Los temas de los que acabamos de hablar (incluyendo la cultura, el historial de cada uno, la familia, los traumas) resaltan el hecho de que es importante no solo practicar el contacto físico, sino también hablar de ello. Es posible que incluso después de años juntos ignoremos algunas necesidades o preferencias de nuestra pareja en relación con la manera o el momento en el que la tocamos. Quizá para ti sea relajante que te abracen, por ejemplo, cuando sientes ansiedad o rabia, pero es probable que a tu pareja la perturbe o frustre ese mismo gesto. En un momento como este puedes preguntar, simplemente, «¿qué necesitas en este momento?, ¿quieres que te abrace o quieres que te dé espacio?». Todo se reduce a la comunicación: hablar de dónde, cuándo y cómo quieres que te toquen.

Pregúntense el uno al otro:

- «¿Qué tipo de contacto físico te gusta más?».
- «¿Qué no te gusta?».
- «¿Cuál es tu momento preferido para que te toquen o te abracen?».
- «¿Hay momentos en los que no quieres que te toquen?».

- «¿Hay partes en las que te gusta más que te toquen que en otras?».

Con esta última pregunta nos referimos especialmente a contacto físico no sexual. A menudo, la gente tiene partes concretas del cuerpo que le encanta que masajeen o acaricien porque lo encuentra relajante o reconfortante, pero quizá su pareja no lo sepa.

Cuando vemos parejas como Grace y Andrew, que quieren aportar más energía, pasión y espontaneidad a su vida sexual, lo primero que les decimos es: «¡Háblenlo! Entablen una conversación al respecto». Tienen que ser capaces de hablar del contacto físico. Si no tienen la costumbre de abordarlo de frente puede que se sientan un poco inseguros, como si andaran en bici después de muchos años. Pero prueben con las preguntas que incluimos antes y pronto lo entenderán.

Y lo segundo que les decimos es: «¡No se obsesionen con la recámara!». Te darás cuenta de que entre las prácticas de esta semana no hay ninguna que te pida nada en concreto en relación con tu vida sexual. Esto es porque cada relación es extremadamente diferente de las otras en lo que se refiere al sexo. No hay ninguna receta mágica, no hay ninguna conclusión científica sobre la cantidad de sexo que deberíamos practicar para forjar una gran unión satisfactoria y duradera. Los modelos de éxito en este campo son muy cambiantes. Pero lo que sí sabemos es que practicando estos pequeños hábitos (incluyendo el contacto físico cariñoso) se intensificarán la amistad, el cariño, el aprecio, la comprensión y la confianza entre ustedes. Y sí, seguramente harán más el amor.

La molécula de la confianza

Tocarse es poderoso, incluso el contacto físico no sexual. Es reconfortante. Te ayuda a conectar emocionalmente. No es una ilusión sentir más sintonía con tu pareja cuando esta te toma la mano. El psicólogo James Coan hizo este experimento: colocó a una mujer en un tubo para hacerle una resonancia magnética cerebral con un electrodo enganchado al dedo gordo de un pie. Dentro del tubo, en su campo visual, un proyector le enseñaba una de estas dos imágenes: un círculo verde o una «X» roja. Cuando aparecía la «X» roja, una de cada cuatro veces, recibía una pequeña descarga eléctrica (no le producía dolor, pero no era agradable). Lo que Coan vio en la resonancia magnética fue que cuando se le enseñaba la «X» roja, la anticipación de la descarga eléctrica hacía que se activara el sistema del miedo en su cerebro: sus dos amígdalas en el lóbulo temporal del cerebro, a poca distancia detrás de los ojos, se encendían.

A continuación, Coan introdujo un matiz. Estableció una nueva condición y comparó tres escenarios: en el primero, el marido de la mujer estaba sentado al lado del tubo y le daba la mano. En el segundo, un desconocido le daba la mano. En el tercero, nadie le daba la mano, estaba sola.

¿Y cuáles fueron los resultados? Cuando nadie le estaba dando la mano, o se la daba el desconocido, el sistema nervioso se encendía igual que antes. Pero cuando su pareja le daba la mano, el sistema del miedo se apagaba por completo. Veía la «X» roja que debería desencadenar una respuesta anticipatoria al miedo, pero no era así.[12]

Coan repitió el estudio con parejas del mismo sexo y los resultados que obtuvo fueron exactamente iguales. Esto fue antes de que el Tribunal Supremo de Estados Unidos decidiera legalizar el matrimonio entre personas del mismo sexo, así que Coan les preguntó: «¿Se consideran una pareja casada? ¿Están comprometidos el uno con el otro?». Si la respuesta era que sí, manifestaban una respuesta reducida al miedo. La sensación de estar comprometido con alguien era como una coraza protectora contra el miedo.[13]

Solo darse las manos, no necesitaron nada más. Es un contacto pequeño, mínimo, algo que hacemos espontáneamente, sin apenas pensarlo. Alargamos la mano y se la tomamos a nuestra pareja. Y lo podríamos hacer incluso más a menudo. Incluso este contacto tan simple tiene poder, porque igual que cualquier contacto que se recibe de una persona querida, provoca que se segregue oxitocina en el torrente sanguíneo. El investigador Paul Zak dice que la oxitocina es la «molécula de la confianza». ¿Qué potencia tiene? Pues mucha. Zak hizo un experimento en el que daba dinero a los participantes y tenían que jugar a un juego de confianza que consistía en dar dinero a los demás jugadores. Si les dabas dinero, se triplicaba la cantidad. Pero tenías que confiar en que la otra persona te devolvería un poco de ese dinero. De entrada, los participantes daban la mitad del dinero que tenían al principio y se quedaban la otra mitad. Eran bastante conservadores. Pero luego se les rociaba un poco de oxitocina cerca de la nariz y regalaban más dinero. Se volvían más confiados al momento.[14]

Si alguna vez tomaste una mala decisión en una relación o te dejaste llevar por una persona irresistible pero totalmente inadecuada para ti, puedes echarle la culpa a la oxitocina. A veces también se la llama la «hormona de las malas decisiones»: en otro estudio, los participantes bajo los intoxicantes efectos de la oxitocina tomaban malas decisiones de inversión, confiando en alguien que claramente era un estafador.[15] En resumen, ¡tiene mucho poder! Así que utilízala para hacer el bien con tu pareja. Y el poder de hacerlo está, efectivamente, en tus manos, tu pareja y tú solo tienen que tocarse. Hay algo más, según Zak, que funciona igual que un espray nasal de oxitocina sintética para que el amor y las hormonas de los vínculos afectivos te corran por las venas: un abrazo de veinte segundos.[16] Darse la mano, un abrazo, un beso, unos minutos de masaje en los hombros: puede que parezcan acciones insignificantes, pero tienen un gran poder. Esto es lo que decimos a las personas que nos visitan: siempre que tengas la ocasión, abraza a tu pareja durante veinte segundos. Y en cuanto puedas robarle un momento, bésala durante seis segundos.

¿Por qué un abrazo de veinte segundos? Porque este es el tiempo que tarda la oxitocina en metabolizarse en tu flujo sanguíneo.

¿Y por qué seis para el beso? Bueno, eso es lo que nos dice nuestra intuición. Y, además, ¡te hará sentir bien!

La magia de los minitoques

¿Y qué pasó con Grace y Andrew? Ellos dos tenían unas bases muy sólidas. Pero estaban perdiendo terreno. Querían más tiempo para el sexo, para el contacto, para la intimidad, pero no lo tenían ni estaban intentando encontrarlo. Ahora vivían dos vidas paralelas. Andrew estaba en la base, haciendo su trabajo confidencial; Grace estaba en casa, preparando pintura de dedos y enseñando a los niños de casa cómo tocar las cuerdas de una guitarra. En la noche era una maratón: preparar la cena, que todo el mundo se bañara y se acostara, y luego volver a la computadora para atender la inevitable ronda final de correos y papeleo. Los pagos, los trastes, las mascotas, lavar la ropa... A veces, en la noche, se sentaban a ver su serie preferida de Netflix sobre una pareja que tiene la relación a distancia más extrema que te puedas imaginar: ella es astronauta y se va a Marte en una misión de tres años, mientras él se queda en casa, en el centro de control, y cría a su hija. Incluso viendo esta serie, acababan separados en vez de juntos: Grace bajo una cobija en el sillón y Andrew en un sillón al otro lado de la sala.

El hecho de que su vida sexual estuviera aparentemente apagada era un problema, por supuesto, pero esto solo era una señal de alerta. Se extrañaban.

Trabajamos la conexión emocional con ellos. Pero realmente necesitaban la conexión que da el contacto físico para llenar la distancia que habían creado sus ajetreadas vidas separadas. Así que empezamos a trabajar con los minitoques. Pequeños contactos cuando se cruzaban fugazmente. Un beso rápido. Una mano en la espalda. Un abrazo.

Trabajamos con cómo se podían recibir al final del día. Este es el plan que se nos ocurrió: quien llegara a casa el último (normalmente era Andrew, que volvía de trabajar) abría la puerta de par en par y anunciaba: «¡Ya estoy aquí!». Y quien había llegado antes se iba hasta la puerta y le daba la bienvenida con un abrazo y un beso.

Les encantó. Era divertido. ¡Era gracioso! Los hijos también empezaron a hacerlo. Les encantaba llegar a la puerta y gritar: «¡Ya estoy aquí! ¡Ya estoy aquí!». Les encantaba ver a sus padres en medio del caos dándose un largo abrazo.

Empezaron a encontrar todo tipo de momentos en los que añadir rituales de conexión física. En la mañana empezaron a despedirse con un beso; incluso si Andrew salía de casa temprano, le daba un beso a Grace mientras dormía. Un estudio alemán del que se habla en el libro *The Science of Kissing [La ciencia de besar]* descubrió que los hombres que les dan un beso a sus mujeres para despedirse en la mañana viven cinco años más que los hombres que no lo hacen.[17] Los rituales de buenas noches también son maravillosos tanto si esa noche mantienes relaciones sexuales como si no. ¿De qué forma das las buenas noches a tu pareja? ¿Se dan besos, se abrazan, se acarician mientras hablan y los dos se van quedando dormidos? Este puede ser un momento bonito.

Un estudio reciente observó a 184 parejas e investigó la conexión entre su vínculo emocional y la «satisfacción del contacto físico».[18] El foco estaba puesto en el contacto físico íntimo *no sexual*: abrazarse, darse la mano, acariciarse, etcétera. Como era de esperar, encontraron una estrecha relación entre ambas cosas. Pero lo que realmente era interesante es que la gente estaba muy perdida en cuanto a las necesidades de tener contacto físico y a la ansiedad de contacto (querer más del que se tiene). Pero incluso cuando la gente decía que no estaba teniendo tanto contacto como le gustaría, sus relaciones mejoraban cuando veían que su pareja se esforzaba. Dicho de otra forma, el simple hecho de ver y sentir que tu pareja hace un esfuerzo para conectar físicamente contigo es suficiente para dar un empujón al amor.

En el Love Lab, con esas tres mil parejas que observamos, los patrones de conexión física eran claros.[19] Las parejas prósperas, las que seguían felizmente unidas seis años más tarde, fueron las que se tocaban cariñosamente mientras cocinaban, limpiaban, hablaban del tiempo. Eran las que se daban la mano; las que se tocaban para darse ánimos, incluso mientras trataban de resolver un conflicto; las que se inclinaban el uno hacia el otro en lugar de alejarse, de manera que si fueras a dibujar una línea recta desde sus coronillas, esas líneas se acabarían encontrando, como los dos lados de un puente levadizo que descienden a punto de tocarse.

LA PRÁCTICA DE HOY

LA MAGIA DE LOS MINITOQUES

Para conseguir esta dosis de oxitocina restaurativa, tienes que encontrar el tiempo. Incluso los pequeños instantes suman. Un momento por aquí, un momento por allá, marcarán la diferencia. Se acumulan y se multiplican exponencialmente, fortaleciendo su conexión emocional y física. Así que la tarea para hoy es generar tantos momentos de conexión física como sea posible. Esto no tiene por qué implicar relaciones sexuales; el simple hecho de sentarse juntos en el sillón, dense las manos o parar un momento para darse un abrazo restablecerá y nutrirá su conexión física y su proximidad emocional. Lo que hagan depende de ustedes, y en cualquier medida en que lo hagan estará bien. ¡Cuanto más, mejor! Pero asegúrate de hablarlo con tu pareja y comprobar que los dos estén en la misma sintonía. Debería ser algo natural, cómodo y divertido. Si a los dos les gusta, ¡vayan por la lista entera!

Los besos activan cinco de los doce nervios craneales, ¡y eso es algo muy positivo! Y un abrazo de veinte segundos libera oxitocina en tu flujo sanguíneo. Tus vasos sanguíneos se dilatan. Tu cerebro recibe más oxígeno. Los efectos físicos son reales. Así que ve por tu hormona del amor: es buena para tu cerebro, tu cuerpo y tu relación.

¿Cuántos minitoques puedes tener en un día?

¡Tacha todos los que quieras!

* Bésense... durante seis segundos.
* Abrácense... durante veinte segundos.

- Tómense de la mano... tanto tiempo como quieran.
- Dense un masaje de diez minutos (una persona se sienta en el sillón, la otra en el piso delante de ella... y luego cambian).
- Abrácense cariñosamente en el sillón.
- Pásale el brazo por encima a tu pareja.
- Tóquense la mano o el brazo mientras hablan.
- Ponle una mano en el hombro a tu pareja si está estresada.
- Pónganse frente con frente.
- Tóquense con los pies por debajo de la mesa.

Reflexionen...

Ahora, cuando se acerque el final del día, dediquen unos minutos para compartir cómo se habían sentido tocándose un poco más ese día: tanto ofreciendo el contacto físico como recibiéndolo. ¿Hubo algún momento en concreto o algún tipo de contacto que te haya gustado especialmente? ¿Qué tipo de contacto físico te hizo sentir mejor a ti? ¿Qué tipo de contacto te gustaría integrar con más regularidad en tu relación? Hablen sobre cómo podrían hacerlo de manera constante. Te alegrarás de haberlo hablado.

RESOLUCIÓN DE PROBLEMAS

Si sientes presión cuando te tocan...

Tendemos a pensar que si nuestra pareja nos toca mucho es porque quiere sexo, pero esto no es necesariamente cierto. Es posible que, en una pareja, una persona busque más proximidad y conexión; la otra lo percibe como un deseo de que pase algo más, no quiere en ese momento en concreto y rechaza el contacto cariñoso.

Dejen las cosas claras: hablen sobre dónde se acaba el contacto cariñoso y dónde empieza el contacto erótico. ¿Dónde está esa frontera para ti? Cuando tu pareja sabe cómo interpretas las señales que te está enviando con la manera en que te toca, puede ser más fácil disfrutar el contacto cariñoso sin presión y emprender el contacto erótico cuando quieran.

Si tu pareja y tú necesitan diferentes niveles de contacto físico...

Hay personas que están menos cómodas con el contacto físico o que necesitan menos que otras. Otras personas tienen ansias de contacto físico como medio para llegar a la intimidad y sentirse aceptadas. En algunas ocasiones hemos trabajado con parejas en las que existe una gran brecha en el grado de comodidad con el contacto físico, lo que se convierte en un problema grave. Pero, normalmente, las parejas pueden aprender a gestionar el grado de comodidad con el contacto con la otra persona. Este grado puede ser algo cultural, tal y como hemos hablado, y puede estar profundamente arraigado.

Si tu pareja te comenta que le gustaría menos contacto del que has estado fomentando, no lo tomes como un rechazo. Entiende que las personas tenemos diferentes historias y diferentes experiencias en la infancia. Estas experiencias dejan una huella que marca con qué te sientes cómodo y con qué no: el hecho de que a tu familia le gustaran los abrazos y la intimidad física, por ejemplo, te moldea enormemente. Aquello con lo que nos criaron forma una huella profunda en nuestro cerebro, con la que continuamos caminando cuando llegamos a las relaciones adultas.

Así que recuerda lo siguiente: una de nuestras misiones vitales es tener compasión por estas vulnerabilidades perdurables. No es culpa de tu pareja que se sienta así. No te está rechazando. Es solo que las cosas son así. Aquí tienes un paralelismo: tienes los ojos de un color azul muy claro y tienes que llevar lentes de sol, pero a tu pareja no le gusta que lo hagas porque quiere verte los ojos. Bueno..., no puedes hacer nada al respecto. Aceptar que no es culpa de nadie, que simplemente las cosas son así, puede ayudarte mucho.

Cuando el contacto es un tema delicado...

Si tu pareja experimentó contacto físico no deseado en el pasado (tanto si se trata de abuso como de agresión sexual) tienen que hablar sobre qué tipo de contactos son aceptables y cuáles no. Hablar del contacto físico (en vez de intentar adivinar cómo se siente la otra persona) es importante para todas las parejas, tal y como hemos comentado hoy, pero es especialmente fundamental en este caso. Las personas que han experimentado traumas o abusos sexuales pueden encontrar beneficios en la terapia, pero quizá nunca lleguen a «arreglar» los problemas que tienen que ver con qué tipo de contacto físico las hace sentir a salvo, relajadas y excitadas, frente a los tipos de contacto que les provocan una respuesta defensiva, incómoda o temerosa. Así que habla con tu pareja: «¿De qué manera te gusta más que te toque? ¿Te toco o te abrazo de alguna manera que no te guste?».

A Julie, que experimentó una agresión sexual, no le gusta que la abracen por detrás ni que la toquen por sorpresa. En nuestro matrimonio, después de tantos años, hemos encontrado maneras de sortearlo. Cuando John quiere darle un abrazo o acurrucarse con ella y no está seguro de si Julie lo vio, dice: «¡Ahí voy!». Cuando Julie lo oye, su abrazo siempre es bien recibido.

TENGAN UNA CITA

Hablemos de la soledad en el matrimonio.

Suena como algo negativo, pero es un hecho real para muchas parejas. Así que, si la sientes o alguna vez la sentiste, no eres un único. Es algo común. Podemos pasarnos años o décadas juntos, criar a los hijos y ocupar el mismo espacio, pero en vez de compartir una vida como pretendíamos, estamos viviendo vidas separadas. Puede que estemos sentados en el mismo espacio con la persona con la que nos hemos casado o comprometido, la persona a la que queremos, y sentirnos muy solos.

En 2002, el Sloan Center de UCLA lanzó un estudio que hasta ese momento no se había hecho nunca. Mandaron a casa de familias ajetreadas (en las que ambos progenitores tenían una trayectoria profesional) a sociólogos que grabaron todos los momentos en los que la familia estaba despierta a lo largo de una semana. Era como una serie de telerrealidad antes de la era de la telerrealidad: los investigadores, con cámaras de mano, seguían a los miembros de la familia de habitación en habitación, grabando todas las interacciones, conversaciones y suspiros. Es bastante distinto de lo que hicimos nosotros en el Love Lab, cuando colocamos cámaras discretas que capturaban la información y las parejas podían sentirse rápidamente como si estuvieran solas. En este caso había una persona viva, respirando de pie en la misma estancia que ellos, acercándose a los participantes cuando debatían algo con su pareja. Sería lógico pensar que los participantes estarían incómodos y cohibidos al sentirse observados, ¿no?

Más adelante, los participantes en el estudio explicaron que, en realidad, sí empezaron a olvidar que había otra persona allí. Por muy extraño e invasivo que les resultara al principio, los antropólogos con cámara se camuflaron rápidamente con el entorno y los participantes fueron capaces de ser ellos mismos en sus casas. Consecuentemente, al final de ese estudio de una semana, las mil quinientas cuarenta horas de grabaciones de video que reunieron los investigadores ofrecían un retrato fiel de cómo se comportaban las parejas en el mundo real: cuánto tiempo pasaban el uno con el otro o con sus hijos, o haciendo las tareas de casa; sus peleas y sus negociaciones; sus momentos tiernos y también sus malos momentos. Las cámaras empezaban a grabar cuando se despertaban, se ponían en acción y no dejaban de grabar hasta que la última luz se había apagado.

El estudio se llevó a cabo en el oeste de Los Ángeles, en barrios de clase media.[1] Participaron treinta y dos familias, y la muestra capturó la diversidad de Los Ángeles: familias afroamericanas, latinas, asiáticas y mestizas, así como también varias parejas del mismo sexo. El estudio se convirtió en un tesoro oculto de datos que ofrecían información sobre cómo vivían realmente las parejas modernas. Un aspecto que destacaba fue que maridos y mujeres solo estaban juntos y solos en la misma estancia un 10 % del tiempo. Pero lo más sorprendente fue que la media de tiempo que las parejas se pasaban hablando el uno con el otro era de apenas treinta y cinco minutos a la semana. Y la mayoría de las conversaciones trataban sobre la logística familiar: recados, pagos o quién haría qué. Casi ninguna de esas conversaciones trataba de temas más profundos (los que son menos urgentes, pero realmente más importantes). No había preguntas como «¿cómo te fue en el día?» o «¿qué tal el trabajo?», «¿tienes la sensación de estar haciendo demasiadas cosas?», «¿en qué estás pensando?». Si cenaban juntos, hablaban con los hijos en vez de hablar entre ellos (igual de valioso en sí, pero no es lo mismo que conectar como pareja). Al final del estudio, resultó evidente que, para la inmensa mayoría de las parejas, sus vidas se habían convertido en esta lista infinita de tareas y estaban abandonando la relación que era el núcleo de todo.

El estudio Sloan se centró en parejas con dos fuentes de ingresos e hijos, pero nosotros hemos visto que esto pasa en todas las combinaciones: parejas con hijos en las que una persona se queda en casa y la otra se va a trabajar; parejas en las que ambas personas trabajan; incluso parejas en las que

ninguno de los dos trabaja porque consiguieron una jubila-
ción anticipada o porque están tomándose un tiempo sabá-
tico. A las parejas sin hijos les pasa lo mismo: se centran en el
trabajo y acaban agotadas; cuando llegan a casa del trabajo, lo
único que quieren es acostarse en el sillón y ver la televisión.
Puede que estén en la misma estancia, pero no se hablan.

Y no hay nada malo en eso. Todos necesitamos relajar-
nos de vez en cuando; en otras ocasiones necesitamos lidiar
con las cosas: que los hijos se acuesten, lavar la ropa, avanzar cosas del trabajo. ¡Así es la vida! Pero si lo hacemos día
tras día, perdemos de vista quién es la otra persona. Los
mapas del amor empiezan a desvanecerse.

Las personas cambian y evolucionan con el tiempo, y el
tiempo vuela, pasa mucho más rápido de lo que parece. Las
parejas jóvenes con hijos (aunque realmente todos nosotros
también) a menudo no paran. Pero si no levantamos la cabeza y paramos de vez en cuando para ver dónde está nuestra pareja (en qué piensa, qué le preocupa, qué le motiva, en
qué sueña) cuando finalmente paremos e intentemos conectar, sentiremos que nuestra pareja está muy lejos. Cada
vez es más difícil conectar con ella y cada vez le resulta más
difícil a ella conectar con nosotros.

Es posible que estemos avanzando (pagando los recibos,
trabajando duro, consiguiendo hacerlo todo, sobresaliendo
y acercándonos a nuestros objetivos), pero pasemos demasiado tiempo sin centrarnos en nosotros y estemos cada vez
más desconectados el uno del otro, en todos los aspectos.
El estudio Sloan dio con algo que es realmente universal

para las parejas de todas partes: en cuanto una pareja se compromete y se establece, deja de prestar atención a la relación. Las otras preocupaciones parecen más urgentes y emergentes. Se da por sentada la relación, esos fundamentos, esa roca firme sobre la que construimos nuestras vidas adultas. Y sin mantenimiento ni cuidados, puede empezar a agrietarse y a desmoronarse.

Salgan y pásenla bien

Queríamos responder mejor a estas preguntas: *¿quién va a terapia de pareja?, ¿qué las hace venir?* Encuestamos a más de cuarenta mil parejas con diferentes orientaciones sexuales, que estaban a punto de empezar terapia.[2] Un 8 % de ellas afirmaron que «se había muerto la diversión» en su relación. Habían perdido la capacidad de disfrutar el uno del otro.

Michele Weiner-Davis, trabajadora social, escribió sobre «el matrimonio privado de sexo», aquel en el que la vida sexual de la pareja se esfumó.[3] Por su experiencia, cuando las parejas llegan a terapia no suelen mencionar su vida sexual como su queja número uno; hay otros problemas que presentan como la causa principal —como el reparto de las tareas domésticas, la economía familiar o las diferencias en la manera de criar a los hijos—. Pero luego resulta evidente que perdieron el contacto mutuo a nivel físico, emocional e intelectual. Viven vidas paralelas que han dejado de cruzarse.

Lo que nosotros hemos visto es que incluso cuando la pareja va a terapia sexual, a menudo acaba fracasando. ¿Por qué? Nuestra teoría es que a veces la terapia sexual es demasiado limitada. Es solo un problema superficial. No es el problema central. El problema tiene un mayor calibre que el sexo. Sí, no hay sexo. Pero tampoco hay sensualidad, aventura y diversión. Es como si nos hubieran dicho que «ser adulto» significara apagar la imaginación que tenías cuando eras pequeño: el juego, la fantasía, la creatividad. Nos hacen creer que tenemos que olvidarnos de estas actividades «infantiles» para triunfar en la vida. Pero una relación próspera se construye precisamente sobre estas bases. Como humanos, son la mejor parte de nuestra naturaleza. Nuestro mejor arte y razonamiento surgen de allí, y la mayoría de los momentos íntimos, también. Y a pesar de ello, momento a momento, día a día, dejamos que caigan hasta el final de nuestra larguísima lista de prioridades.

Muchas parejas, sin quererlo, han frenado su amplitud de visión en cuanto a la sensualidad, la aventura y la diversión, y todas las estrategias que intentamos que implementen no las llevan a ninguna parte. No responden al contacto, ni a las preguntas abiertas ni a las insinuaciones románticas de sus parejas. Dejaron de disfrutar de grandes comidas o de explorar nuevas recetas en la cocina. El matrimonio privado de sexo, en realidad, no solo carece de sexo. Es un matrimonio en el que las personas, con el tiempo, apagaron toda amplitud de miras relativa a la sensualidad, a la aventura, a jugar y a hacer tonterías, a aprender juntos. Perdieron la noción de todos los motivos por los que empezaron la relación: para estar cerca físicamente, abrazarse, tener grandes conversaciones y relajarse juntos, bailar, explorar y viajar juntos. Todo se fue sustituyendo lenta y paulatinamente por una lista infinita de quehaceres... La soledad le roba el lugar a la conexión.

Esto nos pasó a nosotros en un punto de nuestro matrimonio. Los dos estábamos extremadamente ocupados. John daba clases a tiempo completo, redactaba solicitudes de subvenciones y publicaba artículos científicos. Julie se pasaba cuarenta horas semanales en sesiones con pacientes, sin incluir el resto de su trabajo: el papeleo, la preparación y la documentación. Los dos estábamos trabajando por lo menos sesenta horas semanales. Siempre habíamos estado ocupados, éramos una pareja ambiciosa, cada uno con su trayectoria profesional, desde el momento en el que nos conocimos, pero en aquel momento, todo eso nos estaba afectando. Estábamos irritables y teníamos poca paciencia el uno con el otro. En casa nos íbamos distanciando en vez de acercarnos, como imanes encarados por el lado equivocado. Y, desde luego, habíamos dejado de organizarnos citas. Ambos teníamos un montón de trabajo que teníamos que avanzar por la noche. Y estábamos muy cansados. Lo último que queríamos era salir.

Pero un día tuvimos otra discusión sobre algo, que no recuerdo. Aunque realmente discutíamos por otra cosa: por lo distantes que estábamos. Porque ya ni nos tocábamos. Nuestra relación estaba hambrienta a causa de la falta de contacto positivo. Y de repente nos dimos cuenta de que no queríamos vivir así.

Estábamos de acuerdo en que necesitábamos pasar tiempo juntos. Necesitábamos tener una cita. Éramos expertos en relaciones de pareja, ¿a cuánta gente la habíamos aconsejado exactamente lo mismo?

Sacamos los calendarios y empezamos a pasar páginas, buscando un día en el que los dos estuviéramos disponibles, pero siempre se nos solapaba algo.

«Salgamos esta noche —dijo John—. Dejémoslo todo y salgamos por ahí».

Despejamos las agendas, nos arreglamos, como si fuéramos a una fiesta, y nos dirigimos al hotel Sorrento, en el centro de Seattle, un precioso hotel antiguo con una fachada de ladrillos rojizos que lleva allí desde 1909 y que tiene la exuberancia y el lujo atenuado de esa era. No nos hospedábamos en el hotel, pero lo fingimos. Entramos con aplomo y tomamos posesión de un sillón de terciopelo que había delante de la chimenea. Ambos nos pedimos algo de beber y luego nos sentamos en el sillón, donde hablamos durante horas mientras el fuego titilaba a nuestros pies. Otros huéspedes del hotel se paseaban por allí, se sentaban un rato y se iban. Nosotros fuimos los que nos quedamos hasta más tarde. Nadie se dio cuenta de que no nos hospedábamos allí y nadie nos echó. Era barato y nos dio la sensación de que era ligeramente ilícito, lo cual nos daba una sensación de emoción. Fue una cita fantástica.

El efecto de esa cita fue, literalmente, inmediato. Nos sentimos transformados al salir por la puerta del hotel. Sentarnos junto a esa chimenea había reavivado nuestro fuego.

Al día siguiente, mientras nos tomábamos un café y preparábamos las comidas en la cocina, tuvimos las mismas conversaciones que siempre sobre la logística del día (quién iba adónde, cuándo, cómo...), pero esta vez nos volvimos a sentir como dos imanes encarados por el lado correcto.

Esa cita de emergencia fue tan fructífera que decidimos convertirla en un hábito semanal. Pasara lo que pasara, iríamos. Y así lo hicimos. Estábamos cansados. Teníamos trabajo que hacer que deberíamos dejar para el día siguiente, lo cual siempre era una lata. Pero íbamos, pasara lo que pasara. Y funcionó. Nos salvó la vida.

Y el Sorrento se convirtió en nuestro lugar. No íbamos allí cada semana, a veces nuestras citas eran tan sencillas como sentarnos de noche en la escalera de la entrada de nuestra casa con una copa de vino o un té, viendo pasar a los peatones, a los ciclistas y a los coches por la colonia, hablando de lo que nos había pasado ese día, lo que habíamos leído o en qué habíamos pensado, o del futuro. Pero una vez cada dos meses nos arreglábamos, íbamos al Sorrento y nos apoderábamos de nuestro sillón. John se llevaba una libreta amarilla y tomaba notas (el científico e investigador consumado también se llevaba la curiosidad y la pasión a sus citas). Tenía una lista de preguntas abiertas que quería plantear. Normalmente, profundizábamos tanto hablando de las dos primeras preguntas que nunca llegábamos a completar la lista.

Todos tenemos presiones y responsabilidades. Tenemos una lista tan larga de cosas que cumplir en un día que a menudo no es posible. Los investigadores que llevaron a cabo el estudio Sloan sobre parejas trabajadoras apuntaron que la mayoría de las personas tenían la sensación de tener tres trabajos entre los dos: dos carreras profesionales y luego el trabajo incesante de llevar la casa y criar a los hijos. Sí, quieres triunfar en tu profesión, estar presente para las personas que hay en tu vida y tachar todo lo que tienes en tu lista de quehaceres. Pero la conclusión es que no quieres sacrificar la felicidad de tu relación para conseguirlo todo.

Por eso suplicamos a la gente que no solo mantenga la cita semanal en el calendario, sino que mantenga viva la actitud aventurera y juguetona. Hay muchas parejas en la actualidad que se han «desvitalizado». Y no solo en lo que respecta al sexo, sino en todo. Se nos agota la energía, la fuerza vital, las ansias eléctricas de estar cerca el uno del otro, de tocarnos, de hablar, de descubrir cosas nuevas sobre nuestra pareja y, por extensión, sobre nosotros: qué queremos, qué soñamos, qué tenemos ya y qué valoramos. Así que cuando quieres retomar el romance en una pareja desvitalizada no solo se tiene que abrir la recámara. Se tiene que abrir todo. Por eso, lo importante de tener una cita no es adónde vayan o que salgan. Lo importante son ustedes dos, sin distracciones.

Hagan bien la cita

La mayoría de nosotros oímos la palabra *cita* y pensamos en un restaurante. Y sí, ¡puedes llevar a tu media naranja a cenar a un restaurante para su cita! Pero para tener una cita que sea relevante, no tienen que acicalarse y hacer una reservación. De hecho, nos encantaría que expandieran la definición de *cita* o de salir una noche.

Una cita consiste en expandir sus mapas del amor. Consiste en formularse preguntas abiertas y ver adónde los llevan. Consiste en estar físicamente cerca el uno del otro, en el mismo espacio, y recibir contacto positivo de tu pareja, algo tan refrescante como agua para una planta. Y lo más importante de todo, las citas son aventuras. Podrían ser, literalmente, una aventura: ir a algún lugar nuevo juntos, como meterse en un hotel de lujo. O también pueden ser una aventura más bien metafórica, como sentarse en el pórtico juntos, viendo la puesta de sol detrás de los árboles y a ver adónde va la conversación.

Hemos visto a parejas que reinventaron sus citas de formas increíbles. Una pareja se veía en un bar después del trabajo, pero haciendo ver que eran otras personas. Representaban a un personaje en un contexto imaginado, improvisando, mientras se tomaban unas copas durante la hora feliz de ese bar. Una vez, él era del KGB y ella de la CIA, y se intentaban reclutar el uno al otro. Lo hacían una vez al mes, con personajes nuevos en cada ocasión. Para ellos, era una manera de jugar con la identidad y el deseo, de ser creativos e improvisar, de encontrar pepitas de verdad en las identidades que vestían, fugazmente, como si fueran un abrigo.

Otra pareja que vivía cerca de un parque de atracciones, cuando tenía su cita, se iba paseando hasta la noria, y ambos platicaban y reían mientras la gran noria, cubierta de luces, iba girando lentamente hasta que se detenía cuando estaban arriba del todo y podían ver toda la ciudad a sus pies, y se ponían a hablar de sus planes para el día siguiente, para el fin de semana o para los próximos cinco años. Otra pareja que vivía en la isla Orcas tenía una casita de la que a menudo se apoderaban sus hijos adolescentes y sus amigos. Entonces ellos llenaban una mochila con velas, una botella de vino, queso y manzanas, y se iban paseando hasta el largo muelle que sobresalía y llegaba al canal entre esa isla y la siguiente. Abrían la cobija de pícnic y se sentaban, escuchando cómo las focas daban palmadas en busca de peces en el agua, hasta que hacía demasiado frío y se les apagaban las velas. Incluso tener una cita a mitad de un día laboral en un banco especial en el parque, comiendo el almuerzo que tienes en las rodillas mientras pasan desconocidos por delante, puede ser una gran cita.

Normalmente, recomendamos que la cita sea solo para ustedes dos. Pero a veces toda la familia entera necesita aventuras. Cuando nuestra hija era pequeña, se agobiaba con su propia lista de tareas (los niños pueden ser igual que los adultos en este aspecto). Un fin de semana aburrido nos dijo: «¡No soporto los fines de semana! ¡No hago más que tarea!». Así que la metimos en el coche y nos fuimos hasta el muelle en el centro de Seattle, desde donde salen los grandes barcos verdes y blancos cada media hora, y cruzamos el estrecho de Puget hacia varias islas y penínsulas. No lo planificamos ni miramos los horarios. Simplemente, nos formamos en la fila, subimos al barco y fuimos allí donde nos llevase. Estas aventuras improvisadas se convirtieron en una especie de tradición. Una vez llegamos a un pueblito isleño lleno de bodegas, tiendas de libros y galerías, y paseamos por el pueblo admirando la cerámica y comiendo dulce de caramelo directamente de la bolsa. Otra vez acabamos en una playa vacía, donde hacía viento, y paseamos de arriba abajo buscando vidrio marino, riendo y gritando al viento. Es increíble que después de haber vivido tantos años en esa zona, teniéndolo a un mísero trayecto de ferri, nunca hubiéramos estado en estos lugares.

Las citas no tienen por qué ser por la noche. No tienen por qué costarte dinero. No tienen por qué forzarte a pagar a un o una niñera. Ni siquiera tienen que salir de casa (aunque repasaremos algunas normas básicas e importantes sobre qué tipo de actividades son buenas para una cita y cuáles no). Cuando la pandemia se iba alargando, una pareja, Vanessa y Carlos, pasaron a hacer su cita en el jardín. Encendían una fogata en la tarde y dejaban que sus tres hijos (de dos, seis y diez años) asaran bombones y se los comieran con galletas y chocolate. A la hora de acostarse, metían más leña en el fuego, llevaban al bebé a la cama y dejaban que los dos hijos mayores hicieran su rutina de noche. Luego volvían a la fogata y se sentaban juntos, sin teléfonos, solo con el crepitar de la leña. Los niños sabían que «la cita semanal» era especial, que tenían que dejar a mamá y papá en paz (haciendo lo que sea que hacen los adultos cerca del fuego con sus copas llenas de vino, riéndose vete tú a saber de qué) y acostarse. Siempre había contratiempos. Los chicos sacaban la cabeza por la ventana susurrando o gritando «¿dónde está la pasta de dientes?» o «¡me pegó!». El bebé se despertaba. A veces llovía, pero ellos se sentaban allí de todos modos, se ponían la capucha y se reían de todo: una cita bajo la lluvia, en el exterior, bajo el cielo nublado, en invierno, durante una pandemia.

La presión laboral amenazaba a ambos con entrometerse. Vanessa era diseñadora gráfica autónoma y a menudo tenía que trabajar hasta altas horas de la madrugada para cumplir con los plazos de entrega. Carlos, profesor de Matemáticas de secundaria, se tenía que despertar a las cinco de la mañana para corregir exámenes antes de que empezara la clase. Pero llegó un momento en el que hicieron un pacto: nunca se saltarían su cita semanal, pasara lo que pasara.

«Sí, no llegué a un par de entregas a tiempo —dice Vanessa—. Fue estresante. En un par de ocasiones tuvo consecuencias negativas en mi trabajo. Pero valió la pena. En algo tenía que ceder. Y decidí que no sería en mi matrimonio».

Protejan la cita a toda costa

Muchas parejas planifican para empezar a salir regularmente y luego les cuesta cumplirlo. Cuando la vida se intensifica, las citas son lo primero que pasa por la guillotina.

Siempre habrá algo que intentará arrebatarles su cita: un plazo de entrega en el trabajo, la dificultad de encontrar niñera o la sensación de estar agotados. Así que te lo vamos a poner fácil: *esto es obligatorio*. Imagínanos escribiéndote la receta médica, firmada y con fecha, que tienes que cumplir con urgencia por el bien de tu salud. Acostúmbrate a decir que no a quienes intenten obtener la poca cantidad de tiempo (¡relativamente hablando!) que tienes reservada para tu media naranja.

Comprometerse firmemente con su cita es como construir un fuerte para los dos contra las constantes arremetidas del mundo: todas las exigencias, entregas y listas de tareas; el ajetreo de tareas domésticas y mandados, incluso todo aquello que vale tanto la pena y a lo que te has dedicado tanto en tu vida laboral como en la crianza de tus hijos o en ambos campos. Este tiempo no es adicional. No es una bonificación o una recompensa. Es una inversión. Y el hecho de que sea algo divertido no lo convierte en frívolo. Debe ser divertido. La diversión es el medio por el que las citas consiguen hacer su magia.

Una cita regular, innegociable, contra viento y marea, es una de las intervenciones que recomendamos a las parejas con más frecuencia. ¿Por qué? Porque funciona. Después de todos los datos que hemos recopilado y de las miles de parejas con las que hemos trabajado individualmente, observamos qué ajustes en las «palancas» de la vida generan cambios, y este es el más potente. Si no tienen tiempo para una cita, encuéntrenlo. Sí, les estamos recomendando que busquen el momento. ¡Háganlo aparecer de la nada, si no tienen más remedio! Cancelen algo. Dejen los platos en el fregadero. Que esperen los correos del trabajo. Esto es más importante.

LA PRÁCTICA DE HOY

TENGAN UNA CITA: ¡SIN EXCUSAS!

Hoy invita a tu pareja a una minicita improvisada. Una cita no tiene por qué significar una cena sofisticada y llamar a la niñera. Puede pasar en el jardín, bajo la lluvia. Puede pasar en el pórtico.

Las normas básicas para una cita

- ¡Nada de pantallas! Nada de teléfonos. Nada de Netflix. Este es un momento real, un cara a cara.
- ¡No beban demasiado! Conectar con una copa o dos de vino está bien. Pero no se emborrachen hasta el punto de que dejen de ser ustedes mismos.
- ¡Asegúrense de que a los dos les guste este plan! Este es un esfuerzo común. Los dos deberían estar involucrados.
- No den por sentado que acabarán manteniendo relaciones sexuales. Esto añade demasiada presión a la cita.
- Si uno de los dos necesita desahogarse y hablar de lo que le está estresando, estén abiertos a ello. Esta noche no tiene que ser perfecta ni seguir un guion determinado. Habrá más citas (por ejemplo, la semana que viene, porque convertirán esto en un hábito, ¿verdad?).
- No lo conviertan en un evento social. ¡Solo ustedes dos!

- ¿Hay ansiedad porque no han hablado en serio desde hace una semana, un mes, un año, iejem!..., una década? *Háganlo de todos modos.*
- Utilicen algunas preguntas abiertas para romper el hielo: «¿En qué estás pensando?», «¿Qué te hace sentir feliz últimamente?», «¿Cuál fue tu momento más bajo esta semana?», «¿Qué anhelas ahora mismo?».
- Expresa interés y curiosidad. «Cuéntame más. ¡Sigue, sigue! ¿Y luego qué pasó?».
- Finalmente, *que sea algo sencillo*. El énfasis aquí no está en dónde estén ni en lo elaborada que sea la comida. Está en la conversación, el tiempo, el contacto, la intimidad. Los dos juntos, estén donde estén.

RESOLUCIÓN DE PROBLEMAS

¿No tienes muy claro qué hacer en su cita espontánea e improvisada?

Simplemente, cambien la rutina habitual un poquito para darle un toque de aventura y novedad. Saca algún capricho que tengas guardado y compartidlo. Pon música que los haga sentir más cerca, que les genere nostalgia o que encienda el espíritu festivo. Sobre todo si estás preparando la cita en casa, en su entorno habitual, cualquier cosa que indique «este momento es diferente o especial» ayudará a colocar una burbuja protectora alrededor del espacio íntimo de la cita.

Julie dice: «Mis padres solían tener un tipo de cita en la que apagaban todas las luces, encendían velas, se sentaban en el piso de la sala y comían en la mesita de centro. Simplemente para hacer algo diferente y romántico».

Si quieres, ¡arréglate! Incluso si no vas a salir de casa. Ponte ropa bonita y saca las copas buenas. ¿Por qué no? Esto le da un toque de ocasión especial a cualquier noche mundana entre semana.

CONCLUSIÓN

RENUEVA LA RECETA

Ty y Ollie llevan dos años juntos. Ty es de California y Ollie de Nigeria, aunque se crio en Londres, donde viven ahora en un departamento pequeño. Los dos tienen poco más de veinte años. Visto en perspectiva, su relación es muy nueva. Pero ya han descifrado algunos de los secretos para el éxito que ven en los «genios» del amor.

Cuando estos dos tortolitos llevaban menos de un año juntos, uno de los eventos más influyentes de nuestras vidas empezó a propagarse: la pandemia de COVID-19. De repente ya no salían, ni se veían con amigos, ni viajaban, ni exploraban la ciudad. Estaban las veinticuatro horas del día encerrados en su pequeño departamento, juntos, aprendiendo a trabajar de forma remota y aprendiendo a estar al límite en una relación a tiempo completo, todo el día y toda la noche.

Ty dice que una de las primeras cosas que notaron fue que tenían diferentes estilos de abordar los conflictos. La tendencia natural de Ty era evitar o huir de la confrontación directa; la de Ollie era hablarlo de inmediato.

«Teníamos momentos de fricción por quién sabe qué, ¡había muchos! —cuenta Ty—. Mi tendencia natural era del estilo "bueno, pues voy a reprimirlo y guardar rencor". Pero Ollie me perseguía para hablarlo. Y no importaba sobre qué estuviéramos discutiendo…, quedaba neutralizado. Como si ya no tuviera ningún poder sobre nosotros. Yo nunca había tenido este tipo de patrón de comportamiento en una relación. Y me hace sentir bien».

También descubrieron otras cosas. Cómo darse espacio el uno al otro. Cómo salirse con la suya sin presionar al otro para que haga exactamente lo mismo (¡crucial en un confinamiento pandémico!). Cómo encontrar momentos para dejar de lado el trabajo y las redes sociales y otras exigencias para conectar entre ellos. Sus trabajos no se lo ponían nada fácil: el trabajo de Ty mantiene el horario de California; el de Ollie, el horario de Londres. Ollie empieza temprano; Ty, por la tarde. Muchas veces, Ty tiene que trabajar mientras cena, o se pone a comer con el celular al lado, respondiendo correos. Entonces, ¿cómo pasan tiempo de calidad juntos?

«Trasnochamos mucho —dice Ty—. Nos organizamos nuestro propio horario. Somos noctámbulos. Estamos despiertos, platicando y jugando videojuegos y hablando del futuro mientras la mayoría de las personas duermen».

En un día ajetreado, si sienten que necesitan un momento de microconexión para realinearse, uno le pide al otro que le dé un largo abrazo o se acuestan durante treinta segundos, entre videollamadas, y se ponen de cucharita durante menos de un minuto. Es como un supercargador de baterías.

El mayor desafío para Ty y Ollie, que están al principio de lo que esperan que sea una gran aventura juntos, es averiguar cómo tener espacio para sus necesidades, deseos y sueños a la vez que gestionan las expectativas y las preocupaciones que, entre otras cosas, giran en torno a la autonomía.

«Estoy delante de la computadora escribiendo, fantaseando con mudarme a Barcelona, alquilar un departamento soleado, pasear por las calles con adoquines, conocer gente y ser simplemente un chico joven solo en una ciudad», dice Ty.

En sus relaciones pasadas, sus parejas no tenían grandes respuestas ante este tipo de actitud. Ty era reacio a hablar del tema por el riesgo de iniciar una gran pelea que hiciera surgir sentimientos negativos, inseguridad y celos.

«Hasta el momento no había tenido relaciones muy buenas —cuenta Ty—. Pero con Ollie saqué el tema sin más. No quería tener todo esto escondido, sin hablarlo. Así que le dije: "Si quisiera irme a Barcelona un mes sin ti, ¿te importaría?" y él respondió: "Por supuesto que no, si es lo que necesitas"».

Tuvieron una gran conversación. Ty, reflexionando, dice que piensa constantemente en todas las vidas distintas que podría estar viviendo, todas las posibles vías que se van ramificando como un árbol con ramas infinitas que se van bifurcando. Él quiere a Ollie y le encanta su vida juntos. Pero también anhela poder explorar él solo, ser una persona autónoma en el mundo.

«Siempre habrá una parte de mí que tenga ansias de vivir esta experiencia individualizada —dice—. Pero Ollie me ha dado espacio. Puedo tener estos caprichos. Siento que tengo espacio para moverme. Puedo explorar otras posibilidades sin herirle. Podemos ser individuos. Como podemos hablar abiertamente de estas cosas, me di cuenta de que estar en una relación no tiene por qué impedirme hacer lo que quiero. Puedo hacerlo mientras tengo un campo base».

Mientras escribíamos este libro, Ty y Ollie tenían ganas de que se acabaran las restricciones de la cuarentena. Pronto podrían volver a viajar. Estaban organizando un viaje para visitar a la familia de Ty en California. De momento, las cosas les iban bien. Celebraron su segundo aniversario en confinamiento. No podían tener la cita para celebrarlo que les hubiera gustado, yendo al restaurante de Gordon Ramsay y bebiendo cócteles sofisticados en un bar abarrotado. Tuvieron que crear la magia en casa. Mientras Ty preparaba la cena, oyó a Ollie hurgando en la sala. «¡No salgas aún!», gritó.

En cuanto salió, vio que Ollie había construido... un fuerte. Había juntado los sillones, había apilado los cojines, había cubierto el castillo entero con unas cobijas preciosas. En el medio había montado un pícnic, con una botella de vino y copas bonitas.

Fue un aniversario divertido y original, a pesar de la pandemia. Ambos dicen que el factor principal que hace que sigan siendo grandes amigos y amantes, pese a estar viviendo uno de los tiempos más turbulentos e impredecibles que hemos vivido, es que se valoran mutuamente, a todas horas.

«Durante todo el día, constantemente, siempre que tenemos la ocasión, nos decimos "gracias, te valoro mucho, eres encantador conmigo" —continúa Ty—. Nos damos las gracias por todo, ya sea grande o pequeño. Por escucharnos cuando tenemos que desahogarnos emocionalmente. Porque me prepara un café cuando se prepara uno para él. Por todo. Y lo decimos de corazón, y lo sentimos por dentro cada vez».

Matt y Adrienne viven en la otra punta del mundo respecto a Ty y Ollie, y llevan cuarenta y cuatro años casados, desde mucho antes de que ese par nacieran. Tienen dos hijos y tres nietos. Pero Adrienne dice ahora que ella nunca pretendió casarse ni tener hijos. Si retrocedieras en el tiempo y le contaras que lleva más de cuatro décadas casada con Matt, le costaría creerlo.

Eran los setenta cuando se conocieron y se enamoraron. «¡Nadie se casaba! —dice Adrienne—. No estaba de moda. Además, yo vi cómo mi madre se quedaba en casa para cuidar a sus cinco hijos. Casi ninguna de las mujeres de su generación tenía una carrera profesional. Cuando me fui de casa para ir a la universidad, no sabía qué quería hacer, pero tenía dos cosas muy claras: no me casaría y no tendría hijos».

Conoció a Matt en 1974, trabajando en el periódico estudiantil de la facultad. Él era el editor de fotografía y ella trabajaba en la sala de composición, diseñando la estructura del periódico. Él entraba, la miraba, le pedía una cita y ella siempre le decía que no. Luego se lo encontró en una fiesta de Halloween, vestido de científico loco, con el pelo encrespado y una sonrisa traviesa, y cambió de parecer. Estaba en las escaleras de la casa, por encima de él, mientras él platicaba con otros fiesteros que bebían cerveza en vasos de plástico. Se quitó un zapato, bajó el pie y le pasó los dedos del pie por el pelo.

«¡Vaya momento!», dice ella.

Dos años más tarde, él le pidió matrimonio. Ella dijo que no. No conocía a nadie que se casara. No parecía que el matrimonio fuera la mejor opción para una mujer. Pero él insistió. Y finalmente, queriendo hacerle feliz, le dijo que sí.

«Pensé: "Bueno, ¿por qué no? ¡Siempre puedo divorciarme!"».

Se casaron en el Ayuntamiento a las nueve de la mañana con sus padres de testigos. Él llevaba un saco de punto de color azul marino. Ella, una blusa y una falda. Sin anillos de boda.

Los años que vinieron a continuación estuvieron repletos de altibajos. Adrienne era diseñadora gráfica, pero lo dejó cuando tuvo hijos. Era demasiado duro, desde su punto de vista, tener hijos y trabajar, sobre todo con la de horas que se pasaba Matt desplazándose de casa al trabajo (cuatro horas en tren de ida y vuelta). Era un sacrificio. Se mudaron varias veces por sus puestos de trabajo. Ella tenía la sensación de que estaba renunciando a demasiadas cosas, pero por lo general no hablaba del tema.

«Los años en los que los niños eran más pequeños fueron los más duros —dice Adrienne—. Él trabajaba muchas horas y su camino al trabajo era agotador. Vivíamos lejos de nuestras familias y yo nunca podía tomarme un respiro del cuidado de los niños. Y acabé encasillada en esta posición tradicional que siempre había dicho que no quería experimentar nunca. Ahora me doy cuenta de que jamás le hablé del poco apoyo que recibía de su parte. No le conté lo que necesitaba de él. Simplemente, me pasé años sintiéndome molesta».

Por su parte, Matt también estaba pasando por apuros, intentando establecerse en un lugar de trabajo corporativo y despiadado. Ahora afirma: «Bajaba la cabeza y jalaba adelante. Me centré en mi vida profesional. La responsabilidad de cubrir las necesidades de una familia no me dejaba dormir en las noches. Pero en ese momento tampoco compartí con Adrienne mis dificultades».

Desde entonces, Matt ha cambiado el rumbo de su trayectoria profesional para dedicarse a algo que le resulta más gratificante en el sector de los servicios públicos. Adrienne, que ya no está consumida por la crianza de sus hijos, tiene más libertad para proseguir con su propia carrera profesional, lanzó su negocio como independiente y volvió al diseño gráfico, como hacía antes de ser madre. Ambos dicen que su relación está mejor que nunca y que ahora es una fuente de cobijo y apoyo. Pero esto no pasó de la noche a la mañana.

Fue algo paulatino, a partir de pequeñas correcciones de rumbo, como dejar pasar pequeños detalles. Hablar de las necesidades y de los problemas a medida que surgían, en vez de dejarlos crecer. Y empezaron a priorizar pasar tiempo juntos para salir y pasarla bien. Se van de aventura casi cada fin de semana: de excursión por el bosque, toman el coche hasta un museo de esculturas al aire libre, hacen un pícnic en la nieve. Van en bici por una vía verde hasta una tienda de libros que a Adrienne le encanta y, luego, en el camino de vuelta, paran en el restaurante *vintage* preferido de Matt para almorzar. Cada año, por su aniversario, hacen lo mismo: se llevan una botella de champán al bosque, encuentran un lugar para sentarse con buenas vistas y bridan. Incluso si llueve.

Los dos describen la trayectoria de su relación como dos vías de tren distintas que van la una al lado de la otra, en tándem; otras veces se separan y van en paralelo; pero luego vuelven a cruzarse. En algunas ocasiones se llegaron a preguntar si lo lograrían. No hubo ninguna gran revelación que los mantuviera unidos. Simplemente el trabajo diario de decidir, momento a momento, que su matrimonio valía la pena y que lo volverían a elegir una y otra vez. Ser capaces de comunicarse más abiertamente entre ellos ha tenido un gran impacto. Al fin se han explicado las dificultades que vivieron al principio de su relación. Ahora ambos tienen una idea mucho más precisa de aquellos años tan duros y cómo los vivió la otra persona; se dan cuenta de cómo mantuvieron al otro al margen y de cómo esto hizo que la situación fuera aún más dura. Adrienne dice que ahora ya no se guarda nada dentro. Los dos son más capaces de expresar lo que les está pasando, lo que piensan y sienten, lo cual corta el resentimiento y los malentendidos de raíz.

«Nos decían que no duraríamos mucho —dice ella—. En serio, todo el mundo nos decía en la cara que no duraríamos como pareja. Y mira, ¿qué te parece?, sí que duramos».

¿Qué aprendieron en cuarenta y cuatro años de matrimonio?

«Que tienes que estar constantemente reconociendo a la otra persona —dice Adrienne—. No eres la misma persona a los sesenta que a los veinte. Es imposible. Así que te tienes que dar cuenta de cuándo perdieron la noción del otro. Esto pasa. No creo que se pueda estar con alguien una vida entera y no conocerlo. La cuestión es si hacen el esfuerzo de volver a conocerse, si tienen curiosidad, si mantienen la amistad. En realidad, el romance es esto: amistad».

¡Esta semana llegaste muy lejos!

A lo largo de esta semana, a medida que avanzabas con este libro, introdujiste siete nuevos hábitos que forjan relaciones, uno cada día. Practicaste los hábitos clave de los verdaderos genios del amor:

- Buscaste tiempo para conectar el uno con el otro, preguntando: «¿Qué necesitas de mí hoy?». Sigan así: asegúrense de que en su calendario, de ahora en adelante, incluyan rutinas saludables de conexión.

- Se plantearon grandes preguntas abiertas, cuestiones que, con suerte, los habrán hecho descubrir nuevos territorios, con las que aprendieron algo que no sabían aún de su pareja. Sigan así: recuerda que no solo estamos creando mapas del amor, sino que también los estamos actualizando. El paisaje interior de tu pareja siempre irá cambiando. Y esto es lo emocionante de conocer a alguien en un nivel íntimo durante tanto tiempo.

- Te fijaste en lo que tu pareja estaba haciendo bien y le diste las gracias por algo que forma parte de la rutina. Sigue así: expresar gratitud no es algo que se haga una sola vez, que taches de la lista y te olvides de ello. Expresar y recibir gratitud levanta los ánimos y esto puede manteneros a flote a los dos, cada día.

- Le hiciste un cumplido a tu pareja de todo corazón. Sigue así: la admiración es algo que se muestra activamente. Todo el mundo tiene defectos y todos nos frustramos mutuamente. Pero puedes elegir que no pese tanto en la balanza y mantener unas fuertes bases de respeto mutuo y admiración recordando que debes centrarte en lo que es maravilloso, único e irremplazable de esta persona con la que tienes la suerte de compartir tu vida.

- Le dijiste a tu pareja lo que necesitas antes de que una necesidad o un deseo no comunicados se conviertan en una fuente de resentimiento. Sigue así: procura estar diez pasos por delante del resentimiento expresando tus necesidades, tu voluntad y tus esperanzas cuando las sientas.

- Te propusiste tener más momentos íntimos y tiernos de contacto físico. Sigue así: el contacto físico y la proximidad son fantásticos para la salud, la conexión y la vida sexual. Dense la mano, bésense sin motivo, abrácense. Tu yo futuro, que seguramente tendrá una mejor presión sanguínea y una relación más sólida, te lo agradecerá.

- Y, finalmente, tuvieron una cita espontánea. Sigan así: ¡nunca dejen de tener citas juntos! Y aunque las citas espontáneas, como la que tuvieron esta semana, son geniales, el mejor consejo que les podemos dar es que las planifiquen con tiempo, que las reserven un momento cada semana para salir, organizar el apoyo que sea necesario (como llamar a la niñera) y proteger estos encuentros a toda costa. Nos apasiona tanto que las parejas tengan citas en condiciones y de forma regular que escribimos un libro entero llamado *Eight Dates: Essential Conversations for a Lifetime of Love [Ocho citas: conversaciones fundamentales para una vida de amor]*. Si te la pasaste bien esta semana y quieres ir un paso más allá, ¡te lo recomendamos!

Después de esta semana, esto es lo que esperamos que te haya pasado: que te hayas sentido más cerca de tu pareja después de implementar estas prácticas en tu día a día. Que en algún momento se hayan reído juntos. Que hayan sentido esa calurosa y brillante conexión, el tintineo de las monedas llenándoles la cuenta bancaria emocional. Quizá incluso tuvieron una conversación o un conflicto esta semana en los que tuvieron que sacar ese «dinero del banco» —ese capital emocional— y la situación se desarrolló con más tranquilidad de lo habitual.

Hablamos de los cuatro jinetes (las críticas, el desprecio, la actitud defensiva y las evasivas), esas fuerzas destructivas que pueden llegar galopando a una relación cuando olvidamos la importancia de las pequeñas cosas, cuando quedan de lado a causa de los negocios y las presiones de la vida, cuando dejan de ser hábitos. Tu misión ahora es hacer que estas prácticas se conviertan en rutinas, como cepillarte los dientes, para que se solidifiquen como hábitos y se conviertan en una parte natural de tu ritmo diario. Cuando lo hagas, le estarás poniendo una armadura a su relación que será inquebrantable para los cuatro jinetes. Estás haciendo que tu relación sea a prueba de balas.

Si aplicas y mantienes estos pequeños cambios, tú y tu pareja podrán cambiar su trayectoria por completo. Imagínatelo así...

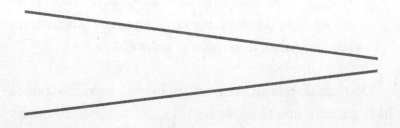

Hay dos líneas que empiezan separadas. Y su ángulo cambia ligerísimamente a medida que avanzas hacia la derecha. Inevitablemente, ¡llegarán a unirse! John a esto lo llama *trayectorias convergentes en aceleración*. Traducción: alcanzar un cambio mayor con el tiempo mediante la transformación de «pequeñas cosas» a menudo.

Así que, para solidificar sus trayectorias convergentes en aceleración, nos gustaría pedirte que hagas dos cosas a partir de ahora:

1. Anota tus observaciones

Como pusimos a prueba estas intervenciones con parejas reales en el laboratorio y en contextos reales, sabemos que estos hábitos realmente funcionan para fortalecer las relaciones. Pero todas las parejas son diferentes. A medida que probaste estas nuevas técnicas a lo largo de la semana, es probable que hayas notado que algunas les tocaron la fibra sensible al momento. Con otras, quizá tengas que seguir probando y tendrás que darles un poco de tiempo para que hagan su magia. Una manera de ayudar a este proceso es prestar atención al impacto que tienen estos pequeños nuevos hábitos en ustedes y en su relación, anotándolo todo para que quede registrado.

Al final de este libro te damos el espacio para que puedas llevar un breve y tierno diario. A partir de hoy, nos encantaría que fueras tomando notas al final del día acerca de cómo crees que estás cambiando tanto individualmente (el prisma con el que ves el mundo, percibes y experimentan el día) como ustedes dos como pareja. Cada noche reserven unos minutitos para ir al final del libro (o utilizad una libreta o un diario aparte, si lo prefieren) y dejen algunas notas acerca de los pequeños cambios que han estado haciendo y cómo los hacen sentir.

Solo tardarán uno o dos minutos, pero los datos que recojan pueden ser valiosísimos. Quizá algunas de estas prácticas no hicieron nada revolucionario el único día en el que las probaron. Pero cuando las incorporen en su rutina de forma regular, notarán la diferencia. Llevar un control de sus experiencias hará que puedan ver qué prácticas tienen un mayor impacto con el tiempo y no se les escapará nada.

2. Tengan una pequeña plática para valorar el «estado de la unión»

A lo largo del mes que viene, hagan una pequeña reunión ustedes dos solos una vez por semana, los fines de semana (o en cualquier momento de descanso que compartan). A esta plática la llamamos «estado de la unión» porque tu misión es hablar solo de lo que está bien en su relación. ¿Qué vivieron los dos, esta semana, que les haya hecho sentir bien? Explíquenselo. Piensen en tres cosas concretas que han valorado de su pareja esta semana y cuéntenselo. Por ejemplo: «Te agradezco mucho que limpiaras la cocina anoche, cuando yo estaba agotado y ni siquiera te lo pedí. Hizo que sintiera que me cuidabas».

Cada día hay un montón de oportunidades para fijarse en lo que no está bien, en lo que no se hizo o en lo que no es perfecto. Su misión en el «estado de la unión» semanal es recapitular y repasar todos sus éxitos, todos los puntos positivos y los logros. Dense una dosis semanal de positivismo y de reconocimiento mutuo. Un choque de manos amoroso.

Un recurso adicional que nos gustaría recomendarte es nuestra aplicación gratuita, Gottman Card Decks, repleta de preguntas e ideas clave que te ayudarán a seguir trabajando todas las prácticas que vimos esta semana. Diseñamos esta aplicación basándonos en la baraja de cartas reales que utilizamos con las parejas que acuden a nuestros talleres de fin de semana de Art and Science of Love, pero queríamos que estuvieran disponibles para todo el mundo. La aplicación tiene varias barajas con preguntas para que puedas elegir, incluyendo «Preguntas para citas», «Preguntas abiertas», «Expresar las necesidades» y más. Si quieres una manera gratuita, fácil y sin compromisos de avivar las conversaciones y construir mapas del amor, esta es una herramienta fantástica para llevar en el bolsillo (¡literalmente!).

Te queremos dejar con esta reflexión final: *el amor vale la pena*. Vale la pena encontrar el tiempo necesario, incluso en los días más ajetreados y caóticos, para atender a su pareja, en vez de intentar cumplir a toda costa con la lista de quehaceres. Vale la pena que se sienten juntos en medio del caos y hablen. Vale la pena no cumplir un plazo en el trabajo para salir juntos. *Vale la pena.*

Las buenas relaciones lo fortalecen todo. Te suben el ánimo. Te dan unos fundamentos sólidos desde los que puedes abordar el día, tus objetivos y tus sueños. Reducen la cantidad de hormonas del estrés que tienes en el cuerpo. Incluso fortalecen tu sistema inmune. Contrarrestan todo aquello que puede acortarnos la vida o hacer que sea menos saludable: la soledad, la depresión, la enfermedad. Hay muchos beneficios escondidos detrás de una relación positiva en los que a menudo no pensamos, o que incluso desconocemos. Pero la ciencia lo deja claro: las buenas relaciones nos alargan la vida y hacen que valga aún más la pena vivirla.

Así que bueno, nuestros días están ocupados. Nunca tenemos la sensación de tener suficiente tiempo para todo. Pero el amor es lo importante, es aquello que hace que todo el resto sea más viable. Y esperamos que esta semana hayas visto que no necesitas grandes cantidades de tiempo extra para invertir en tu relación. Solo necesitas un ratito cada día. Una pequeña inversión que se multiplica con el tiempo: un interés compuesto.

¿Te acuerdas de esta frase de Nina Simone? *«I want a little sugar in my bowl»* («Quiero un poquito de azúcar en el tazón»). A nosotros nos gusta plantearlo así: la relación es una taza de té a la que puedes dar sabor como tú elijas. Y puedes decidir ponerle un poquitín de azúcar en vez de sal. Cuando estás herido o cansado, la sal duele. Es insoportable, pica. El azúcar te hace sentir mejor. Hace que el picor y la amargura se vayan. Y esto es realmente lo que haces cuando añades estas pequeñas acciones a tu día: le echas un poco de azúcar a tu relación para que cada vez sea más dulce.

EL DIARIO DE LAS PEQUEÑAS DOSIS

A partir de esta semana, nos encantaría que empezaras a llevar un pequeño diario, al final del día, sobre cómo crees que están cambiando tanto individualmente como los dos como pareja. Cada noche dedica unos minutitos a dejar por escrito los pequeños cambios positivos que has estado haciendo, los pequeños cambios positivos que hizo tu pareja, cómo los hacen sentir estos cambios y si notaron que tuvieron algún impacto en su relación. No tardarán más de uno o dos minutos, pero los datos que recopilarán pueden ser valiosísimos. Quizá algunas de estas prácticas no hicieran nada revolucionario el único día en el que las probaron. Pero cuando las incorporen a su rutina de forma regular, notarán la diferencia. Cuando se les acabe el espacio aquí, continuad la práctica en una libreta o diario aparte. Anotar su experiencia les permitirá ver qué prácticas han tenido un mayor impacto con el tiempo y no se les escapará nada.

EL DIARIO DE LAS PEQUEÑAS DOSIS

AGRADECIMIENTOS

Queremos dar las gracias a Doug Abrams, visionario fundador de Idea Architects, y a su brillante esposa, la doctora Rachel Carlton Abrams, que nos honran con su amistad y devoción por hacer el bien en el mundo. Ambos cambian la vida de millones de personas, y nos cambiaron la vida también a nosotros. Este libro no lo habríamos podido escribir sin la elocuente redacción de Alyssa Knickerbocker, la edición y liderazgo de Rachel Neumann, Lara Love y el fantástico trabajo de todo el grupo de IA.

También estamos eternamente agradecidos a Edward Sargent, que tomó el timón del Gottman Institute con una dirección y un talento incisivos y lúcidos. Gracias, Captain P., nuestro querido y leal amigo. Además, queremos dar las gracias a la directora de investigación de nuestro instituto, Carrie Cole, y al director clínico, Donald Cole, que no solo son psicólogos brillantes, sino que también son nuestros queridos compañeros de departamento y amigos en Seattle.

Gracias por el apoyo que nos brindaron en el proceso de escribir este libro. También un sincero agradecimiento a todo el equipo del instituto, sin el cual seguiríamos siendo cavernícolas en nuestras oficinas.

Queremos felicitar y expresar nuestra profunda gratitud a Rafael Lisitsa, nuestro querido amigo, cofundador y valioso líder de Affective Software Inc. (ASI), una entidad hermana del Gottman Institute que creó una plataforma basada en la web y el nuevo hogar para todo nuestro trabajo relativo a las relaciones. Un profundo agradecimiento también para Vladimir Brayman, director de tecnología de ASI, cuya energía, dedicación y maravilloso poder cerebral son inconmensurables. Gracias, también, a todo el equipo de ASI, especialmente a Inna Brayman, Connor Eaton y Steven Fan, por ayudarnos a crear y clarificar las herramientas que hay disponibles.

También queremos agradecer el apoyo de nuestros amigos más cercanos mientras escribíamos este libro: Alison Shaw y Dick Jager, Phil y Cara Cohn, Mavis Tsai y Lana Lisitsa. El contenido de este libro habría sido imposible sin las cinco décadas de amistad y estrecha colaboración entre John y Robert Levenson. Gracias a todos.

Finalmente, extendemos nuestro amor y gratitud más profundos a Moriah, Steven y Ezra Fan-Gottman, que nos demuestran a diario lo bonito que puede ser el amor y la familia.

NOTAS

Introducción. Pequeñas dosis, a menudo

1. Kim T. Buehlman, John M. Gottman y Lynn F. Katz, «How a Couple Views Their Past Predicts Their Future: Predicting Divorce from an Oral History Interview», *Journal of Family Psychology*, 5, n.ᵒˢ 3-4, 1992, págs. 295-318.

Cómo utilizar este libro

1. John Gottman, *What Predicts Divorce? The Relationship Between Marital Processes and Marital Outcomes*, Hillsdale, NJ, Lawrence Erlbaum Associates, 1994.

2. John Gottman, *The Relationship Cure*, Nueva York, Three Rivers Press, 2001.

3. Belinda Campos *et al.*, «Positive and Negative Emotion in the Daily Life of Dual-Earner Couples with Children», *Journal of Family Psychology*, 27, n.º 1, 2013, págs. 76-85, consultado el 29 de noviembre de 2021, <https://doi.org/10.1037/a0031413>.

Día 1. Conecta

1. John Gottman, *What Predicts Divorce?, op. cit.*

2. Julia C. Babcock *et al.*, «A Component Analysis of a Brief Psychoeducational Couples' Workshop: One-Year Follow-up Results», *Journal of Family Therapy,* 35, n.º 3, 2013, págs. 252-280, consultado el 29 de noviembre de 2021, <https://doi.org/10.1111/1467-6427.12017>.

Día 2. Plantea una gran pregunta

1. Descubrimiento no publicado de una encuesta relativa a un taller hecho con más de quinientas parejas a través del Gottman Institute.

Día 3. Di «gracias»

1. Elizabeth A. Robinson y Gail M. Price, «Pleasurable Behavior in Marital Interaction: An Observational Study», *Journal of Consulting and Clinical Psychology*, 48, n.º 1, 1980, págs. 117-118, consultado el 2 de diciembre de 2021, <https://doi.org/10.1037/0022-006X.48.1.117>.

2. Robert Weiss, «Strategic Behavioral Relationship Therapy: A Model for Assessment and Intervention», en J. P. Vincent (ed.), *Advances in Family Intervention, Assessment, and Theory*, vol. 1, Greenwich, CT, JAI Process, 1980, págs. 229-271.

3. Richard Davidson y Sharon Begley, *The Emotional Life of Your Brain*, Nueva York, Hudson Street Press, 2012 (trad. cast.: *El perfil emocional de tu cerebro*, Barcelona, Destino, 2012).

4. Richard J. Davidson y Antoine Lutz, «Buddha's Brain: Neuroplasticity and Meditation», *IEEE Signal Process Mag,* 25, n.° 1, 2008, págs. 174-176, consultado el 2 de diciembre de 2021, <doi:10.1109/msp.2008.4431873>.

5. Renay P. Cleary Bradley, Daniel J. Friend y John M. Gottman, «Supporting Healthy Relationships in Low-Income, Violent Couples: Reducing Conflict and Strengthening Relationship Skills and Satisfaction», *Journal of Couple & Relationship Therapy,* 10, n.° 2, 2011, págs. 97-116, consultado el 2 de diciembre de 2021, <http://dx.doi.org/10.1080/15332691.2011.562808>.

6. «Mental Health Disorder Statistics», Johns Hopkins Medicine, consultado el 4 de febrero de 2022, <www.hopkinsmedicine.org/health/wellness-and-prevention/mental-health-disorder-statistics>.

7. Jillian McKoy, «Depression Rates in US Tripled When the Pandemic First Hit-Now, They're Even Worse», *The Brink,* Boston University, 7 de octubre de 2021, <https://www.bu.edu/articles/2021/depression-rates-tripled-when-pandemic-first-hit>.

Día 4. Haz un cumplido de verdad

1. John Gottman, *What Predicts Divorce?, op. cit.*

2. John M. Gottman y Julie Schwartz Gottman, *The Science of Couples and Family Therapy: Behind the Scenes at the Love Lab,* Nueva York, W. W. Norton, 2018.

3. *Ibidem.*

4. John M. Gottman y Clifford I. Notarius, «Marital Research in the 20th Century and a Research Agenda for the 21st Century», *Family Process,* 41, n.° 2, 2002, págs. 159-197, consultado el 2 de diciembre de 2021, <https://doi.org/10.1111/j.1545-5300.2002.41203.x>.

5. John M. Gottman *et al.*, «Predicting Marital Happiness and Stability from Newlywed Interactions», Journal of Marriage and Family, 60, n.º 1, 1998, págs. 5-22, consultado el 2 de diciembre de 2021, <https://www.jstor.org/stable/353438>.

6. *Ibidem.*

7. John M. Gottman y Robert W. Levenson, «Marital Interaction: Physiological Linkage and Affective Exchange», *Journal of Personality and Social Psychology*, 45, n.º 3, 1983, págs. 587-597.

8. John M. Gottman y Robert W. Levenson, «Physiological and Affective Predictors of Change in Relationship Satisfaction», *Journal of Personality and Social Psychology,* 49, n.º 1, 1985, págs. 85-94.

Día 5. Pide lo que necesitas

1. Sybil Carrère y John M. Gottman, «Predicting Divorce among Newlyweds from the First Three Minutes of a Marital Conflict Discussion», *Family Process*, 38, n.º 3, 1999, págs. 293-301, consultado el 2 de diciembre de 2021, <https://doi.org/10.1111/j.1545-5300.1999.00293.x>.

2. John M. Gottman, *What Predicts Divorce?, op. cit.*

Día 6. Acércate y toca

1. Chrisanna Northrup, Pepper Schwartz y James Witte, *The Normal Bar: The Surprising Secrets of Happy Couples and What They Reveal About Creating a New Normal in Your Relationship,* Nueva York, Harmony Books, 2013.

2. Paul Zak, *The Moral Molecule: The Source of Love and Prosperity*, Nueva York, Dutton, 2021 (trad. cast.: *La molécula de*

la felicidad: el origen del amor, la confianza y la prosperidad, Barcelona, Urano, 2013).

3. Ashley Montagu, *Touching: The Human Significance of Skin*, Nueva York, Harper & Row, 1986, pág. 87 (trad. cast.: *El tacto: la importancia de la piel en las relaciones humanas*, Barcelona, Paidós, 2016).

4. Maham Hasan, «What All That Touch Deprivation Is Doing to Us», *New York Times,* 6 de octubre de 2020, <https://www.nytimes.com/2020/10/06/style/touch-deprivation-corona virus.html>.

5. Tiffany Field, *Touch*, Cambridge, MA, MIT Press, 2001.

6. Sheldon Cohen *et al.*, «Does Hugging Provide Stress-Buffering Social Support? A Study of Susceptibility to Upper Respiratory Infection and Illness», *Psychological Science,* 26, n.° 2, 2015, págs. 135-147, consultado el 2 de diciembre de 2021, <https://doi.org/10.1177/0956797614559284>.

7. Tiffany Field, «Touch Therapy Effects on Development», *International Journal of Behavioral Development,* 22, n.° 4, 1998, págs. 779-797; Tiffany Field, Miguel Diego y Mari Hernandez-Reif, «Preterm Infant Massage Therapy Research: A Review», *Infant Behavior and Development,* 33, n.° 2, 2011, págs. 115-124, consultado el 2 de diciembre de 2021, <https://doi.org/10.1016/j.infbeh.2009.12.004>.

8. Alyson F. Shapiro *et al.*, «Bringing Baby Home Together: Examining the Impact of a Couple-Focused Intervention on the Dynamics within Family Play», *American Journal of Orthopsychiatry*, 8, n.° 3, 2011, págs. 337-509.

9. Sidney M. Jourard, «An Exploratory Study of Body-Accessibility», *British Journal of Social and Clinical Psychology*, 5, n.° 3, 1966, págs. 221-231, consultado el 2 de diciembre de 2021, <https://doi.org/10.1111/j.2044-8260.1966.tb00978.x>.

10. Terri D. Fisher, Zachary T. Moore y Mary-Jo Pittenger,

«Sex on the Brain?: An Examination of Frequency of Sexual Cognitions as a Function of Gender, Erotophilia, and Social Desirability», *Journal of Sex Research*, 49, n.º 1, 2012, págs. 69-77, consultado el 7 de febrero de 2022, <doi:10.1080/00224499. 2011.565429>.

11. Caleb E. Finch, «Evolution of the Human Lifespan and Diseases of Aging: Roles of Infection, Inflammation, and Nutrition», *PNAS*, 107, n.º 1, 2010, págs. 1718-1724, consultado el 2 de diciembre de 2021, <https://doi.org/10.1073/pnas. 0909606106>.

12. *Ibidem*.

13. James A. Coan *et al.*, «Relationship Status and Perceived Support in the Social Regulation of Neural Responses to Threat», *Social Cognitive and Affective Neuroscience,* 12, n.º 10, 2017, págs. 1574-1583, consultado el 2 de diciembre de 2021, <https:// doi.org/10.1093/scan/nsx091>.

14. Paul J. Zak, Angela A. Stanton y Sheila Ahmadi, «Oxytocin Increases Generosity in Humans», *PLoS ONE,* 2, n.º 11, 2007, pág. e1128, <https://doi.org/10.1371/journal.pone. 0001128>.

15. Paul J. Zak, «The Neurobiology of Trust», *Scientific American*, 298, n.º 6, 2008, págs. 88-95, consultado el 2 de diciembre de 2021, <http://www.jstor.org/stable/26000645>.

16. Zak, *The Moral Molecule, op. cit.*

17. Sheril Kirshenbaum, *The Science of Kissing: What Our Lips Are Telling Us*, Nueva York, Grand Central Publishing, 2011.

18. Samantha A. Wagner *et al.*, «Touch Me Just Enough: The Intersection of Adult Attachment, Intimate Touch, and Marital Satisfaction», *Journal of Social and Personal Relationships,* 37, n.º 6, 2020, págs. 1945-1967, consultado el 2 de diciembre de 2021, <https://doi.org/10.1177/0265407520910791>.

19. John M. Gottman, *What Predicts Divorce?, op. cit.*

Día 7. Tengan una cita

1. El estudio Sloan fue el primero de su clase. Belinda Campos *et al.*, «Positive and Negative Emotion in the Daily Life of Dual-Earner Couples with Children», *Journal of Family Psychology,* 27, n.° 1, 2013, págs. 76-85, consultado el 29 de noviembre de 2021, <https://doi.org/10.1037/a0031413>; Lynn Smith, «Two Incomes, with Kids and a Scientist's Camera», *CELF in the News,* 29 de julio de 2001, <http://www.celf.ucla.edu/pages/news1. html>; Benedict Cary, «Families' Every Fuss, Archived and Analyzed», *New York Times,* 22 de mayo de 2010, <https:// www.nytimes.com/2010/05/23/science/23family.html>.

2. John M. Gottman *et al.*, «Gay, Lesbian, and Heterosexual Couples About to Begin Couples Therapy: An Online Relationship Assessment of 40,681 Couples», *Journal of Marital and Family Therapy,* 46, n.° 2, 2020, págs. 218-239, <https://doi. org/10.1111/jmft.12395>.

3. Michele Weiner-Davis, *The Sex-Starved Marriage,* Nueva York, Simon & Schuster, 2003.